JN102507

フローチャート
芸術医学
漢方薬

実はほとんど整形外科！

Dr.Tこと 冨澤英明 東京蒲田病院 整形外科部長
整形外科専門医

著

田中伸一郎
東京藝術大学保健管理センター准教授
精神科専門医

新見正則
オックスフォード大学 医学博士
新見正則医院 院長

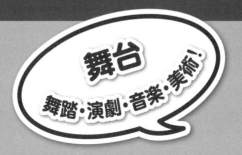

舞台
舞踏・演劇・音楽・美術！

株式会社 新興医学出版社

Flow Chart for Prescription of Kampo Medicine for Performing Arts

Hideaki Tomizawa, MD,

Shinichiro Tanaka, MD, PhD, CPP,

Masanori Niimi, MD, DPhil, FASC

© First edition, 2024 published by

SHINKOH IGAKU SHUPPAN CO. LTD., TOKYO.

Printed & bound in Japan

執筆者一覧

著者

Dr. T こと, 冨澤　英明
　　　　　　　　東京蒲田病院　整形外科部長
田中伸一郎　　　東京藝術大学　保健管理センター　准教授
新見　正則　　　オックスフォード大学医学博士, 新見正則医院
　　　　　　　　院長, 日本スポーツ協会公認スポーツドクター

コラム特別寄稿

中山今日子　　　薬剤師, 漢方 jp 編集長, 漢方薬・生薬認定薬
　　　　　　　　剤師, 日本ファイア研究会　学術担当理事

シリーズ代表して

　フローチャート漢方薬シリーズも 14 年目に入りました．2011 年 4 月に『フローチャート漢方薬治療』が刊行されて，当時の常識や呪縛を打ち破りました．西洋医学では治らない訴えに，保険適用漢方エキス製剤を使用し，漢方診療や漢方理論は不要で，古典の読破も必須ではないという立ち位置で，症状や訴えからファーストチョイスを並べたものが登場したのです．その後，多数のフローチャート漢方薬シリーズが刊行され，今回なんと 18 冊目になります．

　これまで多くの西洋医に支持され今日までフローチャート漢方薬シリーズは愛読されています．漢方診療なしで保険適用漢方エキス製剤を使用し，彼らが多くの患者さんを治療することに役立っています．フローチャート漢方薬シリーズは保険適用漢方エキス製剤を使用する登竜門です．まず，フローチャート的考え方で治せる患者さんをどんどん治し，そしてフローチャート的考え方では治らない患者さんには，次のステップを考えればいいのです．その選択肢が中国の漢方（中医学）でも，日本の漢方（和漢）でも，そしてまったく新しい仮想病理概念でも問題ありません．目の前の困っている患者さんを治すための知恵を探す努力が大切です．

　フローチャート漢方薬シリーズは進化します．今までの進化の過程を顧みつつ，最新刊をお楽しみください．そして，読者の皆さんも，自分なりの仮想病理概念を自分の専門領域で創り上げて，多くの患者さんの治療に役立ててください．

2024 年 4 月　　　　　　　　　　　　　　　　新見正則

アーティストにこそ漢方薬を！

　ちょうど1年前，光栄にも新見先生から『フローチャート整形外科漢方薬』の執筆の話をいただきました．無事に上梓され，ホッとしたのも束の間，この『フローチャート芸術医学漢方薬』がとんとん拍子に出版となりました．ありがたいことに2年連続でのご挨拶となります．

　「舞台医学」はご存知ですか？　実は近々，舞踏家，音楽家などの舞台演者（パフォーマー）に特化した医療を目指す「舞台医学学会」が設立されます．アスリートを専門にした「スポーツ整形外科」のパフォーマー版です．

　実はこのフローチャートの「芸術医学」は新見先生の命名です．前述の「舞台医学」の対象であるパフォーマー以外に，画家や書家，作曲家などのクリエイターも含めた，芸術家＝アーティスト全般に対応した1冊になっているんですね．整形外科医の私は，運動器の症状が出やすい舞踏家・音楽家のパートを担当しました．東京藝術大学の保健室で苦悩する学生さんを診ている精神科医の田中伸一郎先生に芸術家のメンタルのパートをご担当いただき，すべての芸術家の支援に対応できるようにしてあります．

　さて，2つのフローチャート本の見出しを比べてみてください．整形外科的には同じような疾患名が並んでいるように見えますが，使われる漢方薬の組み合わせは違っています．私の漢方薬処方は「病名投与でなく，病態投与を！」がコンセプトです．今回の『フローチャート芸術医学漢方薬』は，患者背景と病態をより細かく設定して，アーティストに特化した漢方薬の組み合わせを紹介しています．アーティストの

治療にあたって，特に考慮すべき病態は2つあります．成長期と，ストレスです．

成長期には〈当帰（とうき）〉を含む処方を！

　音楽家やダンサーは，身体ができていない幼少期から反復練習を過剰に行う世界です．常に負荷がかかり，なかなか痛みがとれない場所をもつ子が多いと思います．治らないところは，少なからず血行の悪さがあるはず．そんなときに，血管再生を促し，治癒を助けるイメージの〈当帰〉を含む漢方薬を考慮してください．

ストレスには〈柴胡（さいこ）〉や〈桂枝（けいし）〉を含む処方を！

　日常診療でも，慢性疼痛の要因として，ストレスがからんでいる事例はよく経験されますよね．常に他人の評価を受ける芸術活動の宿命として，どんなアーティストも日々ストレスとも戦っているはずです．長引く痛みに精神的要因がありそうだからといって，簡単に抗不安薬や神経系に働く鎮痛薬を処方できません．頭がボーッとなってしまっては，パフォーマンスが落ちてしまいます．そんなときにも漢方薬が有効です．中枢性の副反応をさほど心配せずに，痛みはもちろん，メンタルや体調不良にも対応できます．ここでは特に〈柴胡〉を含む処方がポイントになります．

　芸術医学には，患者さんの健康以上に患者さんの「パフォーマンス」が重視される場面が多いのです．アーティストが己を削って努力をしているなら，医療者側もあらゆる手段を使ってそれを援護したいですよね．

　多様性の時代です．アーティストを目指す方，趣味にされ

る方はますます増えて，治療の機会も多くなるでしょう．漢方薬を治療の選択肢にいれない手はありません．この本がそのきっかけになることを願っています．

2024 年 4 月

冨澤英明

本書の使い方

　本書はどこから読んで頂いても構いません．芸術家の決め打ち処方，メンタルに関する処方，そして整形外科的な急性期，慢性期の処方という構成になっています．

　保険適用漢方エキス製剤の短期間の内服で死亡したり，流産・早産したことはありません．「薬なのだから，何か起こるかもしれない」ということを念頭に置いて，本書から自由に漢方薬を選択し，そして使用してください．

　単剤処方であれば1包を1日3回毎食前が基本です．また漢方薬を併用する場合は，それぞれ1包を1日2回が基本です．漢方薬は臨床試験なしに保険適用されています．投与量も臨床試験に基づいたものはありません．保険適用の範囲で上手に処方してください．

　保険適用漢方エキス製剤の併用禁忌は，小柴胡湯❾とインターフェロンの場合のみです．その他の西洋薬剤や漢方エキス製剤との併用禁忌はありません．本書は西洋医が使用することを念頭に置いています．西洋医学的に必要な診断が行われていることが前提条件です．西洋医学的治療で限界を感じたときに，まず保険適用漢方エキス製剤を使用してください．西洋医学的治療と併用で，もちろん問題ありません．

　ある程度，処方を重ねると，保険適用漢方エキス製剤が実は西洋薬よりも有効であることを経験します．その時は，漢方薬をまず最初に使っても問題ありません．漢方薬は使えば使うほど，みなさんの実臨床の潤滑油となります．そんな漢方薬を世界を是非お楽しみください．

88002-902 JCOPY

目　次

モダン・カンポウの基本　新見正則

芸術家のための漢方薬　新見正則

フローチャート芸術家メンタル！　田中伸一郎

モダン・カンポウこれまでのシリーズはこちらから→

※本書で記載されているエキス製剤の番号は株式会社ツ
　ムラの製品番号に準じています．番号や用法・用量は，
　販売会社により異なる場合がございますので，必ずご確
　認ください．
※本書は基本的に保険適用の漢方薬を記載しています．

医師から処方された場合はその指示に従いますが，初めて処方される時には「飲み忘れた時はどうしたら良いでしょうか？」と聞いておくことをお勧めしています．漢方薬は食前や食間（食後2〜3時間の空腹時）で処方されていますので飲み忘れが多いです．食後でも大丈夫だったり，飲み忘れて気づいた時でもすぐに飲んでいいことが多いです．2種類以上の場合は一緒に飲んで欲しい場合と別の時間に飲んで欲しい場合がありますので，確認が必要です．医師は少しでも効果をよくするためにと考えて処方しています．

漢方薬を飲んだらご自身の体調を観察しましょう．それがご自身に最適な漢方薬を見つける一番の近道です．漢方薬のいいところは，思いがけない効果がある可能性があることです．例えば，喉の乾燥で咳が気になるからと麦門冬湯㉙を服用していたら，便秘気味なのが治ったということをよく聞きます．喉の粘膜を潤しますが，腸の粘膜も潤すので便秘が解消されることがあります．

漢方は粉薬だけではありません．飲みにくい方は錠剤やカプセルの処方をお願いしましょう．医療用にはなくても一般用には錠剤がある場合が多いです．処方名を伝えてドラッグストアなどで相談してみましょう．最適な処方でも飲まないと効果は出ません．オブラートを利用したり，お湯に溶かしたりして飲んだほうが案外飲みやすいこともあります．

（中山）

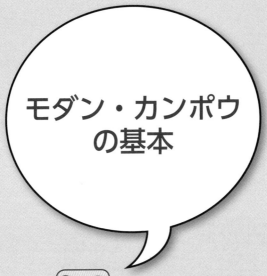

モダン・カンポウ の基本

新見正則

西洋医のためのモダン・カンポウ

　漢方薬が効果を発揮するためには，西洋医が漢方薬を使用することが必要です．腹部や脈，舌などの漢方の古典的診察によるヒントを用いなくても，役に立てば漢方薬を使用すればよいのです．そして漢方薬は保険適用となっています．

　疑う前にまず使ってみましょう．そんな立ち位置がモダン・カンポウです．漢方薬は食事の延長と思って使用して構いません．しかし，確かに漢方薬には薬効があります．つまりまれに副作用も生じます．何かあれば中止しましょう．それだけの注意を払って，患者さんに使用してください．

西洋医学の補完医療の漢方（モダン・カンポウ）

● 西洋医が処方する
● エキス剤しか使用しない
● 西洋医学で治らないものがメインターゲット
● 効かない時は順次処方を変更すればよい
● 現代医学的な視点からの理解を
● 古典を最初から読む必要はない
● 漢方診療（腹診や舌診）はしたほうがよいが必須ではない
● 明日からでも処方可能

　　　　　　　　　　　　　　　　　　　　　　　　　　
大塚敬節先生は上記のような処方方法を「漢方薬治療」と呼んでいました．　　　　　　　　（「大塚敬節著作集」より）

漢方薬の副作用

何か起これば中止ですよ

保険適用漢方エキス剤を１包内服しただけで死亡した事例はありません．また，保険適用漢方エキス剤で流産・早産した報告も皆無です．漢方薬はOTCでも売られており，医師の処方箋がなくても薬剤師の先生や登録販売者の判断で投与できる薬剤です．つまり一番安全な部類の薬剤なのです．しかし，薬効がある以上，まれに副作用も出現します．そんな副作用は徐々に，ボツボツ起こるので，「なにか起これば中止ですよ」と言い添えればまったく心配ありません．

しかし，理解力に欠ける高齢者では要注意です．「なにか起これば中止ですよ」の意味がわからないことがあるからです．そんな時は，２週間に一度の診察を行うことで安全に処方できると考えています．

麻黄剤

麻黄からエフェドリンが長井長義博士により単離されました．麻黄を含む漢方薬（麻黄剤）を漫然と長期投与すると血圧が上昇することがあります．注意して使用しましょう．麻黄剤を長期投与する時は血圧計を購入してもらって，そして血圧が上がるようなら再受診や電話相談をするように指示します．それを嫌がる患者さんには２週間毎の受診を勧めれば問題ありません．

「麻」の字が含まれる漢方薬，麻黄湯㉗，麻杏甘石湯(55)，麻杏薏甘湯(78)，麻黄附子細辛湯(127)，に麻黄が含まれていることは簡単に理解できます．問題は「麻」の字が含まれないが麻黄

を含む漢方薬です．葛根湯①，葛根湯加川芎辛夷②，小青竜湯⑲，越婢加朮湯㉘，薏苡仁湯(52)，防風通聖散(62)，五積散(63)，神秘湯(85)，五虎湯(95)などです．ちなみに升麻葛根湯(101)の「麻」は升麻，麻子仁丸(126)の「麻」は麻子仁のことで麻黄とは無関係です．

甘草含有漢方薬（医療用漢方製剤の禁忌項目）

①アルドステロン症の患者
②ミオパチーのある患者
③低カリウム血症のある患者
〔これらの疾患及び症状が悪化する可能性がある〕

半夏瀉心湯⑭	小青竜湯⑲
人参湯㉜	五淋散(56)
炙甘草湯(64)	芍薬甘草湯(68)
甘麦大棗湯(72)	芎帰膠艾湯(77)
桂枝人参湯(82)	黄連湯(120)
排膿散及湯(122)	桔梗湯(138)

（1 日量として甘草を 2.5 g 以上含有する方剤）

甘草はグリチルリチンを含みます．長期投与すると偽アルドステロン症を発症することがあります．血圧が上昇し，血清カリウムが下がり，そして下肢がむくみます．甘草が 1 日量で 2.5 g を超えると薬剤師の先生から，甘草の量を把握したうえで処方しているかの確認の電話をもらうことがあります．

しかし，他院で芍薬甘草湯(68)を 1 日 3 回数年間処方されてもまったく問題ない患者さんが何人もいました．芍薬甘草湯(68)は構成生薬が 2 種類で漫然と投与すると耐性を生じ，また偽アルドステロン症の危険もあります．漢方を理解して処方していれば起こらないことですが，現実的に残念ながら起

88002-902 JCOPY

表1　甘草 2.5 g 以上含む漢方薬

6 g	芍薬甘草湯⑱
5 g	甘麦大棗湯㉒
3 g	小青竜湯⑲，人参湯㉜，五淋散㊴，炙甘草湯㉔， 芎帰膠艾湯㊲，桂枝人参湯㉘，黄連湯⑫⓪， 排膿散及湯⑫㉒，桔梗湯⑬⑧
2.5 g	半夏瀉心湯⑭

こっていることです．甘草含有量が多い漢方薬は**表1**のとおりです．

　一方で甘草は 128 内服薬中 94 処方に含まれています．すると漢方薬の併用で甘草は重複投与となり，甘草の量が 2.5 g を超えることは多々あります（**表2**）．注意すればまったく問題ないことですが，漫然とした長期投与は要注意です．

　利尿剤を内服しているとカリウムが 4 以下となり不整脈を気遣う医師では，甘草含有漢方薬の投与を躊躇することがあります．そんな時は甘草を含まない漢方薬を知っていることが大切です．甘草を含まない漢方薬でも結構対応可能です．

　煎じ薬では「去甘草」（甘草を除く）とすればよいのですが，構成生薬が固定されている漢方エキス剤では特定の生薬を抜くことはできません．甘草を投与したくないけれど漢方薬を与えたい時は**表3**のなかから漢方薬を選ぶことになります．これらの甘草を含まない漢方薬でもいろいろな症状に対応可能です．

表2　エキス剤を複数処方する時は甘草の量に注意

処方①（甘草 g）	処方②（甘草 g）	①+②の甘草量（g）
芍薬甘草湯❻❽（6）	柴胡桂枝湯❿（2）	8
芍薬甘草湯❻❽（6）	疎経活血湯❺❸（1）	7
小青竜湯⓳（3）	小柴胡湯❾（2）	5
苓甘姜味辛夏仁湯⓳⓳（2）	小青竜湯⓳（3）	5
炙甘草湯❻❹（3）	苓桂朮甘湯❸❾（2）	5
麦門冬湯㉙（2）	小柴胡湯❾（2）	4
白虎加人参湯❸❹（2）	小柴胡湯❾（2）	4
麻杏甘石湯❺❺（2）	小柴胡湯❾（2）	4
苓甘姜味辛夏仁湯⓳⓳（2）	小柴胡湯❾（2）	4
葛根湯❶（2）	桂枝加朮附湯⓲（2）	4
葛根湯❶（2）	小柴胡湯加桔梗石膏⓯⓭（2）	4
麦門冬湯㉙（2）	柴胡桂枝湯❿（2）	4
麦門冬湯㉙（2）	麻杏甘石湯❺❺（2）	4
麻杏甘石湯❺❺（2）	麻杏薏甘湯❼❽（2）	4
越婢加朮湯㉘（2）	防已黄耆湯⓴（1.5）	3.5
麻黄湯㉗（1.5）	越婢加朮湯㉘（2）	3.5
麦門冬湯㉙（2）	補中益気湯㊶（1.5）	3.5
疎経活血湯❺❸（1）	当帰四逆加呉茱萸生姜湯❸❽（2）	3
滋陰降火湯❾❸（1.5）	竹筎温胆湯❾❶（1）	2.5
滋陰降火湯❾❸（1.5）	清肺湯❾⓪（1）	2.5

※生薬が重なる時は，エキス剤では処方①+②の合計，煎じ薬では多いほうのみを処方します.

表3　甘草を含まない処方

麻黄剤	麻黄附子細辛湯(127)
瀉心湯	黄連解毒湯⑮，温清飲(57)，三黄瀉心湯(113)
柴胡剤	大柴胡湯⑧，柴胡加竜骨牡蛎湯⑫
参耆剤	半夏白朮天麻湯㊲
腎虚に	八味地黄丸⑦，六味丸(87)，牛車腎気丸(107)
血虚に	七物降下湯㊻，四物湯(71)
駆瘀血剤	当帰芍薬散㉓，桂枝茯苓丸㉕，大黄牡丹皮湯㉝，桂枝茯苓丸加薏苡仁(125)
水毒に	五苓散⑰，小半夏加茯苓湯㉑，猪苓湯㊵
附子剤	真武湯㉚
建中湯	大建中湯(100)
下　剤	麻子仁丸(126)，大承気湯(133)
その他	半夏厚朴湯⑯，呉茱萸湯㉛，木防已湯㊱，茯苓飲(69)，辛夷清肺湯(104)，猪苓湯合四物湯(112)，茯苓飲合半夏厚朴湯(116)，茵蔯五苓散(117)，三物黄芩湯(121)，茵蔯蒿湯(135)

小柴胡湯⑨（医療用漢方製剤の禁忌項目）

①インターフェロン製剤を投与中の患者 ②肝硬変，肝癌の患者 ③慢性肝炎における肝機能障害で血小板数が 10 万/mm^3 以下の患者

以前は保険適用漢方エキス剤で唯一の併用禁忌項目は小柴胡湯⑨でした．

高齢者では原発性肝癌や転移性肝癌に罹患している人も少なくありませんので，注意が必要です．

なお，この禁忌事項は小柴胡湯⑨にのみ適応され，不思議なことに小柴胡湯⑨含有漢方薬である柴胡桂枝湯⑩，柴陥湯(73)，柴朴湯(96)，小柴胡湯加桔梗石膏(109)，柴苓湯(114)には禁忌の記載はありません．

腸間膜静脈硬化症

最近注目されている山梔子による副作用です．山梔子含有漢方薬を 5 年以上内服している時には特に注意が必要といわれています（表 4）．下痢，腹痛，便秘，腹部膨満，嘔気，嘔吐などが繰り返し現れた場合や便潜血が陽性となった時は念のため，大腸内視鏡検査を行いましょう．僕はまったく気にせず使っていますが，こんな副作用があると知っておくことは大切です．

表 4　山梔子を含む漢方薬

黄連解毒湯⑮，加味逍遙散㉔，荊芥連翹湯㊿，五淋散(56)，温清飲(57)，清上防風湯(58)，防風通聖散(62)，竜胆瀉肝湯(76)，柴胡清肝湯(80)，清肺湯(90)，辛夷清肺湯(104)，茵陳蒿湯(135)，加味帰脾湯(137)　など

88002-902 JCOPY

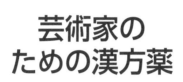

芸術家の
ための漢方薬

新見正則

漢方薬で芸術家に寄り添う

芸術家は極限状態でアートに臨んでいます．整形外科的な訴えが表面にでることが多いですが，実は根底に心の疲労の蓄積があります．そんな時にも漢方薬は有効です．

漢方薬は生薬の足し算です．生薬の多くは植物，まれに鉱物，ごくまれに動物由来です．生薬は自然界のものですから様々な成分が含まれています．多成分系の薬剤なのです．西洋薬の多くが単一成分系の薬剤ゆえ，多成分系という言葉がキーワードになります．多成分系のシステムを解析する技術は今日でも十分に発達していません．ですから漢方薬にはサイエンスがないと言われます．むしろサイエンスがまだ多成分系システムの探究に追いついていないのです．

音楽はいろいろな楽器のハーモニーで，絵画もいろいろな色彩の調和です．とても漢方薬に似ていると思います．多成分系のものでは単一成分では起こりえない不思議なことが起こります．そんな魅力を体感してください．入門書としては『フローチャート漢方薬治療』，そしてその進化を知るには『フローチャート整形外科漢方薬』を比較して読んで下さい．本書は『フローチャート整形外科漢方薬 ver.2』に精神科の知恵を加えています．

多成分系だからこそ，いろいろな訴えが治ることがあるのです．整形外科疾患を越え，メンタル不調も含めて対応できることが漢方薬の真の魅力です．そんな漢方薬のアートを是非とも体感してください．そして皆さんが，本書から始まって，近い将来，自分なりの漢方薬のアートを創り上げて，患者さんを治すことを期待しています．

88002-902

どんな芸術家にも

新見正則

加味帰脾湯 ⓘ㊲
（＋麻杏薏甘湯 ㊲）

加味帰脾湯㊲は，人参と黄耆を含む参耆剤ですので，帰脾湯�储や補中益気湯㊶でも代用可能です．筋肉疲労による痛みがある時は麻杏薏甘湯㊲などの麻黄剤を追加します．

🍶 芸術家の精神的・肉体的疲労に！

　たくさんの芸術家を診察して，芸術家は私のような凡人と比べて，精神的・肉体的に疲労することが多いと感じています．特別な処方が思いつかない時は，精神的な疲労に有効な加味帰脾湯㊲を処方しています．また，骨の痛みであれば治頭瘡一方㊾を追加します．加味帰脾湯㊲は長期間の内服が可能ですが麻杏薏甘湯㊲は痛み止めの頓用です． （新見）

芸術医学漢方薬早見表

特にメンタル向け		
参耆剤（人参＋黄耆を含む）	→	気力・体力アップ
桂枝湯類（桂皮＋芍薬＋甘草＋大棗＋生姜を含む）	→	体調を整える
気剤（蘇葉，山梔子，厚朴などを含む）	→	気を巡らす
四君子湯類（人参＋茯苓＋蒼朮＋甘草を含む）	→	食欲アップ

特に整形外科向け		
柴胡剤（柴胡を含む）	→	心因性疼痛
駆瘀血剤（桃仁，牡丹皮，紅花，大黄，当帰，川骨を2つ以上含む）	→	微小循環障害，運動器の痛み，打撲
温性駆瘀血剤（当帰を含み，地黄を含まない）	→	血行不良による冷え・痛み
大黄（＋芒硝）を含む→大黄剤（承気湯類）	→	骨の損傷，打撲
麻黄剤（麻黄を含む）	→	荷重の痛み，関節痛
利水剤（茯苓，朮，沢瀉，猪苓，半夏，防已を2つ以上含む）	→	水腫，神経浮腫
四物湯類（地黄＋当帰＋芍薬＋川芎を含む）	→	貧血様症状
芍薬甘草湯類	→	けいれんの痛み
附子剤（附子を含む）	→	冷え・拘縮あり
六味丸類（地黄＋山茱萸＋牡丹皮を含む）	→	高齢者，腰痛，下肢痛
瀉心湯類（黄連＋黄芩を含む）	→	熱を冷ます，心窩部のつかえ

88002-902 JCOPY

◆は「整形外科 頻用15処方」

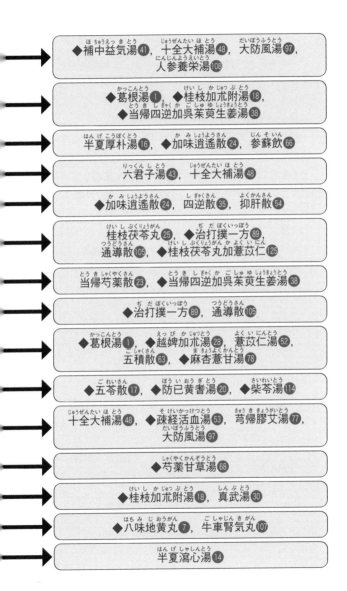

◆補中益気湯㊶，十全大補湯㊽，大防風湯(97)，人参養栄湯(108)

◆葛根湯①，◆桂枝加朮附湯⑱，◆当帰四逆加呉茱萸生姜湯㊳

半夏厚朴湯⑯，◆加味逍遙散㉔，参蘇飲(66)

六君子湯㊸，十全大補湯㊽

◆加味逍遙散㉔，四逆散㉟，抑肝散(54)

桂枝茯苓丸㉕，◆治打撲一方(89)，通導散(105)，◆桂枝茯苓丸加薏苡仁(125)

当帰芍薬散㉓，◆当帰四逆加呉茱萸生姜湯㊳

◆治打撲一方(89)，通導散(105)

◆葛根湯①，◆越婢加朮湯㉘，薏苡仁湯(52)，五積散(63)，◆麻杏薏甘湯(78)

◆五苓散⑰，◆防已黄耆湯⑳，◆柴苓湯(114)

十全大補湯㊽，◆疎経活血湯(53)，芎帰膠艾湯(77)，大防風湯(97)

◆芍薬甘草湯(68)

◆桂枝加朮附湯⑱，真武湯㉚

◆八味地黄丸⑦，牛車腎気丸(107)

半夏瀉心湯⑭

　芸術家のなかには，誰にでも好かれる社交的な性格を持ち，ただひとたび制作となると極度の集中力を発揮して何日もアトリエにこもって作品を完成させるという，超絶健康な人がいないわけではありません．例えば，早寝早起き，禁酒・禁煙の生活を基本とし，フルマラソンやトライアスロンに参加しながら長編小説を執筆している村上春樹氏を思い浮かべた人もいるでしょう．彼は健康生活のことをエッセイ集『走ることについて語るときに僕の語ること』や『職業としての小説家』などで告白しています．

　現代の芸術家では，明治・大正・昭和の芸術家のように身を持ち崩すまでに乱れ荒んだ生活を送ったり，生きるか死ぬかの瀬戸際で創作活動に打ち込んだりする人は明らかに減ってきているかもしれません．しかし，何をどのように表現するのかを探究し，何らかの形にして作り出していく芸術家も，多くの現代人と同様に，さまざまなメンタルヘルスの問題を抱えているでしょう．具体的には，とても敏感な人が多いですし，育った環境がひどかったり，発達特性を持っていたりして嫌な思い出のフラッシュバックに悩まされる人もいます．また，レッスンや制作に追われる多忙な生活にともなうメンタルヘルスの問題として，不眠症，食生活の乱れがあり，スランプが続いたり，やる気が出なかったり，無事に発表を終えて虚無・無気力状態に陥ったりしますし，あるいはパフォーマンスや作品を評価されることにストレスを感じる人もいるでしょう．

（田中）

88002-902　JCOPY

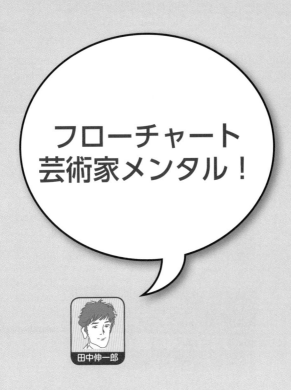

フローチャート
芸術家メンタル！

田中伸一郎

美術，音楽，舞台に携わる人たちのメンタルヘル
スに漢方薬を！

芸術活動に不安・イライラで眠れない

不安, 焦り, 青白い顔

さまざまな自律神経失調

イライラ, 気持ちの高ぶり

🔔 睡眠環境を整えることが大事です

　不眠症の改善には, 日中明るいところで過ごす, 散歩などの軽い運動を習慣化する, 午後から夜にかけてのカフェイン摂取を減らす, 夕飯の時間をなるべく早めにする, 飲酒量とスクリーンタイムを減らす, 熱すぎない風呂に浸かる, 部屋を暗くするなどが基本です. 睡眠環境を整えても不安・イライラで眠れない時は, 漢方薬を試しましょう.　　　　（田中）

88002-902 JCOPY

加味帰脾湯 ⑬⑦

眠れない時のファーストチョイスです．寝る前1包で
効かない人は，毎食前に処方します．

加味逍遙散 ㉔

自律神経の乱れ，更年期（様）症状があって眠れない
時のファーストチョイスです．朝夕食前に処方します．

抑肝散 ㊿

イライラ，気持ちの高ぶりのせいで眠れない時に，寝
る前1包で有効です．胃が弱い人には抑肝散加陳皮半
夏㊳を処方します．

漢方薬で熟眠感の改善をめざそう

　漢方薬は睡眠導入よりも熟眠感に効果があります．軽症の
不眠症の場合は漢方薬で十分です．加味帰脾湯⑬⑦か加味逍遙
散㉔を試してみて，それでも不安・イライラがとれない場合
は一時的に抑肝散㊿に変更します．漢方薬に即効性は期待で
きませんが，長期的な体調改善にともなって眠れるようにな
るイメージを大切にしてください．　　　　　　　　（田中）

芸術活動で
疲れているのに眠れない

疲れて眠れない

浅い眠り，悪夢，
作業の夢

不安，焦り，
動悸，悪夢

🥄 不眠にはベンゾより漢方薬で！

　不眠症を治すには，何よりもまず睡眠環境の改善が重要です．薬物療法としては依存性の高いベンゾジアゼピン系睡眠薬を使うよりも，副作用の少ない漢方薬から試すとよいでしょう．寝る前1包で眠れない時は，夕食前と寝る前に1包ずつ処方します．漢方薬を使うことによって体調改善を図りながら，熟眠感が得られるようになることが目標です．　　（田中）

88002-902 JCOPY

酸棗仁湯 ⑩

夜中に何度も起きて疲れがとれない人，体力がなくて
疲れているのに眠れない人に有効です．

柴胡加竜骨牡蛎湯 ⑫

がっちりした人で，ストレスで自律神経が乱れ，レッ
スンや制作の夢で眠れない時に処方します．

桂枝加竜骨牡蛎湯 ㉖

ほっそりタイプの人で，神経過敏，不安，焦り，動悸
で眠れない時に処方します．

🍶 軽症の不眠には加味帰脾湯⑬で

　軽症の不眠症に対して，加味帰脾湯⑬から開始し，さまざ
まな自律神経失調や更年期（様）症状があれば，加味逍遙散
㉔に変更してみます．イライラがあれば，抑肝散㊼が効きま
すし，疲れを伴っていれば，酸棗仁湯⑩が効くでしょう．悪
夢を見る場合，がっちり体型なら柴胡加竜骨牡蛎湯⑫，ほっ
そり体型なら桂枝加竜骨牡蛎湯㉖を使います．　　　（田中）

芸術活動のストレスで
胃がもたれる，食欲がない

胃もたれ，胃痛

胃弱，食欲がない

🥄 バランスの良い食事を腹八分目！

　精神的な健康の維持には，バランスよい食事を1日3回きちんと摂取することが基本となります．しかし，夏目漱石が胃弱で有名であったように，日本人はストレス性胃炎に悩まされている人が少なくありません．まずは食べ過ぎに注意し（腹八分目まで！），和食を食べるようにし，お酒とたばこを減らし，生活リズムを整えることが大切です．　　　　（田中）

安中散 ❺
あんちゅうさん

ストレス性胃炎，胃もたれ，胃痛・腹痛などに有効です．朝夕食前または毎食前に処方します．

六君子湯 ㊸
りっくんしとう

もともと胃が弱くて疲れやすく，食欲がない人に有効です．朝夕食前または毎食前に処方します．

ストレス性の胃炎には漢方薬で対応

　漢方薬は自律神経のバランスを整え，胃がキリキリと痛むのを和らげる効果があります．レッスンや制作などのストレスによって胃が不調になり，食欲が落ち始める前に，六君子湯㊸を始めましょう．普段からストレス性の胃炎に悩まされているなら安中散❺を使います．なお，漢方薬で改善がみられないなら内科での精密検査が必要です．　　　　　（田中）

発達特性による緊張とイライラ

緊張してイライラ

ひどい焦り，
神経の高ぶり

イライラをため込む

🥚 芸術家には発達特性のある人も多い

　もともとイライラしやすい傾向（発達特性，パーソナリティ
特性）のある人は，刺激の多い環境に置かれると緊張してイ
ライラすることがあります．まずは，その環境から離れて
クールダウンすることが大切です．椅子に座るか，可能なら
寝転がってゆっくりと呼吸を整えましょう．落ちついたら，
環境に働きかけ，緊張を減らす工夫をします．　　　（田中）

88002-902 JCOPY

抑肝散 ❺❹

緊張してイライラする，易怒性がみられる時のファーストチョイスです．頓服薬として有効です．胃が弱い人には抑肝散加陳皮半夏❽❸を使います．

柴胡加竜骨牡蛎湯 ⓬

がっちりタイプの人でストレスがたまり，自律神経失調がみられる時に有効です．

四逆散 ❸❺

イライラを発散できずにため込んでしまう時に効果を発揮します．

🍵 発達特性のある人にリラックスできる工夫

　環境から離れてもイライラが続く時には，頓服薬として抑肝散❺❹を使ってみましょう．無効なら，柴胡加竜骨牡蛎湯⓬，四逆散❸❺が効くことがあります．普段から緊張してイライラした時に，リラックス効果のある香りを嗅ぐ，お茶やハーブティを飲む，ストレッチ体操を行う，シャワーを浴びるなどの対処法を伝えるのがよいかもしれません．　　　　（田中）

　マイナーな精神医学のマイナーな分野の1つに，パトグラフィ（病跡学）と呼ばれる学問があり，精神疾患に罹っていた芸術家の心と創作活動との関係の解明をめざしています．例えば，次のようなケーススタディを発表してきました．

・ゲーテはどのような人生を送り，どのような精神状態でどのような仕事を成したのか？
・どうしてゴッホは耳切り事件を起こし，精神病院に入院しながらもあのようなすばらしい絵画を残すことができたのか？
・どうして夏目漱石は家では荒れていながらも数多くの新聞小説を書き続けることができたのか？
・芥川龍之介，太宰治，三島由紀夫，川端康成ほか，なぜ日本の小説家は名声を博しながらも苦悩のすえ自殺した人が少なくないのか？

　パトグラファー（病跡学者）は，心理学者や精神医学者の立場から，芸術家における精神疾患と創造性との秘密を解き明かすために伝記や大量の文献を読み込み，芸術家の人生と心の闇と創作活動が織りなす壮大な物語のなかに潜入していきます．研究を進めるには，豊かな臨床経験が必要ですし，想像力，観察力，構想力などのトータルな人間力が求められるでしょう．そのため，パトグラファー（病跡学者）には趣味人，愛好家，自由人のようなちょっと変わり者が多いかもしれません．

（田中）

過去の嫌な思い出が
フラッシュバックする

田中伸一郎

桂枝加芍薬湯 ⑥
＋四物湯 ㉛

過去のトラウマや，最近の嫌な思い出がフラッシュバック
してつらい時に有効です．朝夕食前または毎食前に処方し
ます．

🔥 PTSD 症状には神田橋処方で対応！

　ひどい生育環境で育った人や発達特性のある人は，大人に
なって PTSD を併発することがあります．過去のトラウマ，
嫌な思い出がフラッシュバックしてさまざまな心身の反応が
みられる時に，胃腸の調子を整える桂枝加芍薬湯⑥と冷え症
を改善させる四物湯㉛の組み合わせを使いましょう．この
セットは神田橋條治先生の経験処方です．　　　　　（田中）

神経過敏・多動・衝動性

神経過敏・不安・
イライラ

多動・衝動性・
パニック

🍶 敏感すぎる HSP には

　最近，敏感すぎる人に対して HSP という心理学用語が使われています．芸術家には，ASD（自閉スペクトラム症），ADHD（注意欠如・多動症）などの発達特性・発達障害のある人のみならず，HSP が多い印象があります．敏感すぎる状態が続くと，感覚過敏，神経過敏，対人過敏，アレルギー反応などもみられることがあります．　　　　　　　　（田中）

　　　　　　　　　　　　　　　88002-902 JCOPY

田中伸一郎

抑肝散 ㉞

神経過敏，不安，イライラがみられる人に有効です．
朝夕食前または毎食前に処方します．胃が弱い人には
抑肝散加陳皮半夏㉓を処方します．

柴胡加竜骨牡蛎湯 ⑫

がっちりタイプで，ストレスがたまって落ちつかず，
衝動的な言動が目立ち，しばしばパニックに陥ってし
まう人に有効です．

◆ 神経過敏からのイライラや衝動性には

　神経過敏が高じて不安，イライラが止まらない時には，頓
服薬として抑肝散㉞が有効です．また，長期にわたってスト
レスをためて発散できないまま，じっとしていられず，失言，
暴言，衝動的な行動が悪目立ちする時，ときどき抑えきれず
に爆発してしまう時には，抑肝散加陳皮半夏㉓または，柴胡
加竜骨牡蛎湯⑫の服用をおすすめします．　　　　　（田中）

芸術活動が不調で
スランプが続いている

スランプが
続いている

原因不明の不調

女性のさまざまな
不調

疲れて心身不調を自覚したら

　レッスンや制作に追われ，疲れがたまり，心身の不調が続いていることを自覚したら，まずは睡眠・食事・運動を見直し，生活の立て直しを図りましょう．規則正しい生活を送ることが精神的な健康を保つための基本です．しかし，忙しい日々の中で，心身のあちこちに不調が出ている時には，漢方薬を使ってみるとよいでしょう．　　　　　　　　　　（田中）

88002-902 JCOPY

田中伸一郎

小柴胡湯 ❾

不調をこじらせてスランプ状態が続いている時に，朝夕食前または毎食前に処方します．

柴胡桂枝湯 ❿

原因不明の不調が続いている時のファーストチョイスです．小柴胡湯❾に桂枝湯㊺を足したものが柴胡桂枝湯❿です．

当帰芍薬散 ㉓

ほっそりタイプの女性で，さまざまな不調が続く時に処方します．がっちりタイプには桂枝茯苓丸㉕を処方します．

🍵 なかなかスッキリしない時に

すっきりしない不調感には，小柴胡湯❾あるいは柴胡桂枝湯❿を試しましょう．女性でさまざまな不調が続いている時には，ほっそりタイプなら当帰芍薬散㉓，がっちりタイプなら桂枝茯苓丸㉕を使ってみるとよいでしょう．漢方薬の服用によって，だんだん不調感が気にならなくなり，レッスンや制作に集中できるようになっていきます．　　　　　（田中）

どうもやる気が出ない

田中伸一郎

補中益気湯 ㊶
ほ ちゅうえっ き とう

ストレスフルな状況が続き，食欲もやる気も出てこない時に，朝夕食前または毎食前に処方します．

🍶 長期にわたるストレスには

長期にわたってストレスに曝され，抑うつ的となり，やる気が出ないことを自覚するようになったら，ひとまず規則正しい睡眠と食事，軽い運動を心がけるよう指導します．しかし，体調管理すらやる気が出ない時，抑うつが持続している時は，補中益気湯㊶が有効です．漢方薬の服用をきっかけに，活動量を少しずつアップするよう助言します．　　（田中）

88002-902 JCOPY

芸術家の
虚無感・無気力状態

田中伸一郎

人参養栄湯 ⑩⑧
（にんじんようえいとう）

もともと体力のない人，貧血，ひどい倦怠感に効きます．
夕食前から始めて，朝夕食前に増量してみましょう．

⚓ 極限まで追い詰められたら

　発表の予定が詰まっていて，忙しすぎて倦怠感が取れず，
無気力になったり，演奏会や展覧会を無事に終え，すっかり
へとへとで虚無に陥ってしまったら，活動から休息へとス
イッチを切り替えたいですね．しかし，極限まで来たら自力
でスイッチをオフにできなくなります．人参養栄湯⑩⑧を使い
ながら，規則正しい生活を取り戻しましょう．　　　（田中）

喉がつかえる・声が出ない
（評価に曝されてつらい）

喉のつかえ，
言葉の詰まり，失声

何ヵ月も続く場合

🔔 トラウマ体験による身体症状には

　　レッスン制作に追われて強いストレスに曝されたり，演奏
会や展覧会でひどい評価を受けるなどのトラウマを体験する
と，喉がつかえる，言葉に詰まる，声が出ないなどの症状が
出ることがあります．こうした症状は，耳鼻科や内科で精密
検査をしても異常が見つからないので，心因性の意味で，か
つてヒステリー球と呼ばれていました．　　　　　　（田中）

88002-902 **JCOPY**

田中伸一郎

>>> **半夏厚朴湯 ⑯**
（はんげこうぼくとう）

喉がつかえる，言葉に詰まる，声が出なくなるなどの
喉から前胸部あたりの違和感に有効です．朝夕食前ま
たは毎食前に処方します．

>>> **柴朴湯 ⑯**
（さいぼくとう）

喉から前胸部あたりの違和感に加え，飲み込みにくさ，
咳き込みなどにもしばしば効きます．半夏厚朴湯⑯に
小柴胡湯⑨を足したものが柴朴湯⑯です．

🥄 漢方薬はじんわり効いてきます

　軽症の場合，ストレスが過ぎ去れば自然軽快しますが，ス
トレスが続いたり，繰り返しトラウマを体験したりして，
数ヵ月にわたって喉から前胸部あたりの違和感，つまり感が
続く時には，半夏厚朴湯⑯あるいは柴朴湯⑯を試しましょ
う．安心できる相手と筆談から始めて，対話ができるように
なってくれば，少しずつ回復するでしょう．　　　　（田中）

田中先生のメンタル漢方薬は
どんな芸術活動にも使えるよ！

　田中伸一郎先生は美術と音楽の分野に君臨する東京藝術大学の保健室で苦悩する学生の治療を行っています．精神科が専門ですから，心のトラブルを切り口に漢方薬の使い方を語っています．そして後半は冨澤英明先生が整形外科的立場からパフォーマーの症状に対する漢方薬の使い方を伝授します．このメンタルと整形外科はまったく別の分野に思えますが，漢方薬は多成分系の薬剤にて，両方に効果を発揮することも少なくありません．

　漢方薬は多成分系ゆえ，症状と処方選択の対応がまだまだ未解明です．ブラックボックス的なのです．このブラックボックスに整合性を求めるべく，中国の漢方（中医学）や日本の漢方（和漢）は，それぞれ仮想病理概念を創り上げてきました．中医学にも，和漢にもそれぞれ流派があり，相容れるようで，ときに互いに排斥しているようにも思えます．

　もしもブラックボックスの中に現代風のサイエンス的ストーリーがあるのなら，どの分野から理解を深めても，ある結論に集約していくはずです．ところが中医学と和漢はまったく集約せず，それぞれに発展して今日に至っています．そこにサイエンスがないので，他の意見を否定することができないからです．目の前の患者さんを治せるストーリーがあれば，それは生き残ります．そして，どのストーリーを採用しても100％当たることはありません．基本的に効かなければ順次処方を変えて対応しているのです．だからこそ，いろいろなストーリーが併存するのです．した

がって，現代に即したストーリーを創り上げれば，それを否定することもできません．

つまり，今ある病気や訴えに，今ある保険適用漢方エキス製剤が効くことが大切です．そんな病気や訴えと漢方薬を対応を PDCA サイクルを回しながら探究していくのです．P は Plan（計画），D は Do（実行），C は Check（測定・評価），A は Action（対策・改善）です．サイクルですから A から P に戻ります．

漢方薬が多成分系の叡智である以上，そしてサイエンスが未だに多成分系の解析に追いついていない以上，それぞれが PDCA サイクルを回して，そして改善，進歩，進化を繰り返すのです．その登竜門が，モダン・カンポウという考え方で，フローチャート漢方薬シリーズです．

みなさんの臨床で PDCA サイクルを回して，患者さんの訴えを楽にしてあげてください．治した人が勝ちです．過去に根拠を求めても，今に理由を求めても，どちらでも構いません．ブラックボックスである以上，結果が勝負です．そんな漢方薬らしい魅力を体感してください．

わかりやすい例は，メンタルで使用する漢方薬を使うと，何故か整形外科的訴えが楽になることがあります．ある症状に対応すると，他の症状が治ることもあります．それは多成分系だからこそできる離れ業です．

ここまでが本書ではメンタルで，これ以降は整形外科ですが，実はその 2 つは相当共通していることに近い将来気づかれるでしょう．　　　　　（新見）

　僕の師匠の松田邦夫先生のお父上は，東京藝術大学の教授を長く務められ，その後，蒔絵の人間国宝になりました．松田権六翁の友人の田口健二郎先生は昭和天皇の主治医でした．田口健二郎先生のご子息の田口喜国さんは松田権六宅に書生として住み込み，後に人間国宝になりました．松田権六翁のご子息の松田邦夫先生は田口健二郎先生と同じく漢方の名医になりました．

　松田権六翁は和漢でいう実証の方だと僕は理解しています．松田邦夫先生は実証の人には漢方薬は不要で勝手に治ると話していました．僕の実証の理解は，とにかく何でも我慢できる人です．暑いのも寒いのも，寝不足も，同じ姿勢も，ストレスにも，空腹にも我慢が可能です．成功者には実証の人が多いと思います．

　田口健二郎先生が昭和天皇の皇后陛下の第3回目のご出産に呼ばれました．どうしても産まれないので田口先生が呼ばれました．そして使いの侍従に，「まず天皇陛下にお目にかかりたい」と言って陛下に耳打ちをしました．そこで陛下は産殿近くに行かれて，大きな声で「お産はまだか．出来ればもう一人女の子がほしものだ」と言われました．その直後，無事に出産されました．真意を問われて，「あの方は女子ばかり続いて産んでおられる．また女の子だったらどうしようかと思い悩んでいると産まれそうで産まれない．それを安心させるのは他人ではなく，天皇陛下の一声が一番効き目があると考えた」と答えられた．ちなみに次のお産は皇太子で平成の天皇でした．気持ちの持ち方がなにより大切というお話です．　　　　　　　　　　（新見）

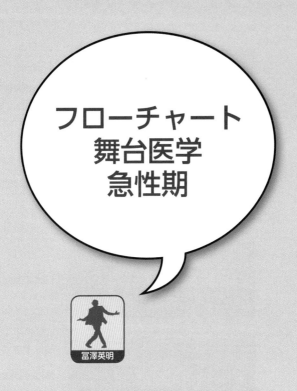

フローチャート
舞台医学
急性期

冨澤英明

急性期はダンスだろうと，舞台だろうと，美術だろうと，どんな領域も漢方処方は同じだよ！

足つり・筋けいれん

ファーストチョイス

冷え症

年齢を自覚したら

心因性

♪ こむら返りに芍薬甘草湯⑱！

　こむら返りの機序ははっきりしていませんが，脱水，冷え，緊張，血行障害などが誘因となり，血管攣縮が引き金となると考えられています．発作時には，血管を緩める芍薬，水分保持や緊張を緩和する甘草が含まれる芍薬甘草湯⑱が基本です．甘草の含有量が多いので注意します．頓服が基本です．効果不十分のとき，他の漢方薬との併用を考えます．（冨澤）

88002-902 JCOPY

➤➤➤ 芍薬甘草湯 ㊳（頓服）

こむら返りに. 筋のけいれんによる突発的な痛みに.
即効性があるので舞台の合間にも.

➤➤➤ 当帰四逆加呉茱萸生姜湯 ㊳

子どもの頃から痩せ型, 冷え症の方に.

➤➤➤ 八味地黄丸 ❼

加齢で足腰が弱ってくると, 疲労が抜けにくく, つり
やすくなります. 体幹・下半身の衰え, 特に足が冷え,
トイレが近くなったと感じる方に.

➤➤➤ 小柴胡湯 ❾

過度なストレスなどで緊張状態が続き, つりやすく
なった時に使います.

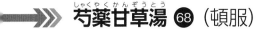

❶ 漢方薬を併用して効果増強

　冷えが強いと芍薬甘草湯㊳の効きが悪いことがあります.
そういう時は, 温める作用の附子末を追加し, 効果アップを
期待します. 頓服の芍薬甘草湯㊳で効果があるが, 足がつる
頻度自体を減らしたい場合, 当帰四逆加呉茱萸生姜湯㊳, 八
味地黄丸❼, 小柴胡湯❾の処方を定期処方で加えます. 体質や
現状に応じ処方を選ぶのが基本で, それが醍醐味です. （冨澤）

すり傷・軽い打撲

Dr.T

桂枝茯苓丸加薏苡仁 ⑫⑤
＋五苓散 ⑰

外傷は微小血管の破綻を伴い，うっ血と浮腫を引き起こします．うっ血には桂枝茯苓丸加薏苡仁⑫⑤，浮腫に五苓散⑰を効かせるイメージです．

🐧 治るための環境を整える漢方薬

よく処方されるロキソプロフェンなどの NSAIDs は抗炎症作用のある鎮痛薬です．外傷に伴う炎症反応は生体の治癒過程に必須で，止めると治癒がうまく進みません．また，怪我の痛みを強く止めると安静が保てず，かえって長引くことも．NSAIDs の湿布も注意が必要です．必要最低限の痛みは残しつつ，組織が治りやすい環境を整えるイメージです．（冨澤）

88002-902 JCOPY

コラム 桂枝（桂皮）をあなどるな！

　漢方薬の世界では，神経系に働く漢方薬を気剤と呼び，代表的な生薬が「桂枝」（シナモン）です．世界最古のスパイスで，今でも日常的に使われていますよね．多くの漢方薬に含有されています．私は当初「桂枝」のイメージがつかめませんでした．ホントかよ！とつっこみたくなるほどたくさんの効能があり，逆に大事な生薬に思えなかったのです．最近ようやく「桂枝」のイメージができてきました．

　教科書的な「桂枝」の主な効能は，健胃作用，血行改善作用，発散作用，中枢神経系の興奮を鎮めるリラックス作用です．リラックスして副交感神経を優位にさせると，痛みを感じにくくなることがわかっています．過緊張状態だとちょっとの刺激でも痛みを強く感じてしまいます．

　もう1つ痛みに有効なのが，発散作用と血行改善作用です．ぶつけたところは，思わずさすって，痛いの飛んでけーと痛みを発散させていますよね．なんと，このさするという行為は医学的に疼痛緩和作用が認められています．実際，手術室で血管痛が出やすい麻酔導入薬が血管内に入るときには，看護師が血管をさすっているんですよ．

　「桂枝」の役割は，①痛みの閾値を上げる（感じにくくする）＋②痛みの最大値を下げる，ではないでしょうか．本書で紹介している多数の処方に「桂枝」が含まれている理由がわかりますね．　　　　　　（冨澤）

マメ・水ぶくれ

ファーストチョイス

周りも浮腫んでいる

周りにうっ血がある

痛みの強さがポイントです

越婢加朮湯㉘は麻黄の含有量が多く，副作用（胃もたれ・心拍上昇など）が起こりやすいため，身体のガッチリしたタイプ（実証）に向けた処方とされています．私は身体の強弱より，炎症反応の強さに対して使うべきと考えており，症状が強い華奢なタイプ（虚証）にも積極的に使います．ただしその場合は痛みが強い数日間だけにとどめています．（冨澤）

>>> ### 越婢加朮湯 28

急性炎症（熱感，発赤，浮腫，疼痛）の第一選択．強い自発痛，皮膚の赤みと腫れ，水の溜まりがあれば著効します．

>>> ### 越婢加朮湯 28 ＋柴苓湯 114

水疱がある周囲に急性のむくみを伴う時に柴苓湯114を併用します．足の指の水疱＋足全体が水っぽくむくんでいるイメージです．

>>> ### 越婢加朮湯 28
＋桂枝茯苓丸加薏苡仁 125

水疱の周囲に内出血のような暗い色のうっ血を伴う時に，皮下血腫，静脈瘤など，静脈還流障害＝うっ血を合併しているイメージです．

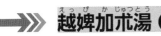

▲ 水はどこに溜まっている？

同じ浮腫という保険病名で用いられる越婢加朮湯28と柴苓湯114・五苓散17の違いについて．越婢加朮湯28は皮膚や粘膜の直下の水に効くイメージで，言うなればパックの豆腐の周りに溜まっている水です．柴苓湯114は五苓散17が丸ごと含まれている処方です．こちらは皮下の脂肪・間質の水で，スポンジに染み込んだ水分に働くイメージです．　　　　　（冨澤）

爪の怪我・爪下血腫・
血マメ・爪損傷

爪損傷で腫れている

硬い血マメが
残っている

うっ血の痛みは漢方薬で

演者にとって爪は大切な道具でトラブルも多いと思います。外傷では血液がうっ滞しやすく、ジンジンと拍動するようなつらい痛みが出ます。NSAIDs の抗炎症作用で血腫の吸収が遅れ、腫れと痛みが余計に長引きます。自然に腫れを引かせる西洋薬はありません。漢方薬を強くオススメする理由がここにあります。 （冨澤）

88002-902 JCOPY

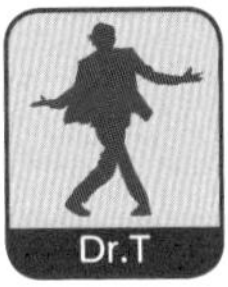

桂枝茯苓丸加薏苡仁 (125) ＋越婢加朮湯 ㉘

爪が剝がれたり，浮いたりして腫れている時に使います．骨折，骨挫傷などがないことを確認します．

通導散 (105)

爪の下の硬く吸収されにくそうな血腫に使います．大黄には古い血のかたまりを破壊する作用がありますが，同時に下剤効果があるので下痢になったら中止です．

血行の漢方薬

東洋医学用語の瘀血は古い血の滞りがある病態で，外傷による血腫も瘀血です．打撲の保険病名がある処方は桂枝茯苓丸㉕，治打撲一方(89)，通導散(105)ですが，それぞれ違う場所の血腫に効くと感じます．桂枝茯苓丸㉕は皮下組織，治打撲一方(89)は骨，通導散(105)は皮下の血腫に効くと覚えましょう．桂枝茯苓丸㉕は桂枝茯苓丸加薏苡仁(125)で代用可能です．（冨澤）

傷の炎症 （化膿）

ファーストチョイス

皮下で
化膿している時

滲出液が多い傷に

🐧 漢方薬を効かせるために

　整形外科医にとって傷からの感染は悩みの種です．当院では抗菌薬の適正使用と湿潤療法に漢方薬を併用することで滅多に困らなくなりました．感染制御，傷の治り，そして漢方薬の効果は血行状態の良いことが前提です．血流の悪い組織は，切除（デブリードマン）して傷は乾かさない＋漢方薬併用＋できれば NSAIDs は控えるなどを実践しましょう．　　（冨澤）

>>> **越婢加朮湯** ❷⑧
　　　＋桂枝茯苓丸加薏苡仁 ⑫⑤

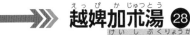

感染初期には抗生質が必須ですが，強い痛み，浮腫，うっ血などの症状の寛解に用います．炎症反応を無理やり抑える NSAIDs の併用は控えます．

>>> **排膿散及湯** ⑫②
　　　＋桂枝茯苓丸加薏苡仁 ⑫⑤

感染性アテロームに．膿が皮下に溜まり始めた時や，切開排膿をした後に中身を出し切るため使います．

>>> **消風散** ②②
　　　＋桂枝茯苓丸加薏苡仁 ⑫⑤

感染初期を経て傷の治癒を待つ時期に．滲出液が多い場合は消風散②②が適応です．単独処方でも OK.

🍶 傷の治りをよくする消風散②②

　皮膚欠損創とは皮膚の一部がなくなり，その下の組織がえぐれた難治性の傷です．組織が再生するまで時間がかかります．血行再建を促す作用のある当帰が含まれる消風散②②は有効です．さらに越婢加朮湯❷⑧も含まれている石膏（清熱作用）・蒼朮（水のアンバランスを整える作用）を含んでおり，ジュクジュクした傷の管理にとても有効です．　　　（冨澤）

激しい打撲〜ヒビ程度の骨折

ファーストチョイス

周りが腫れて, ピリピリ痛む

動かすと痛みが出る

治打撲一方❽は骨に効く!?

治打撲一方❽の保険病名は「打撲によるはれ及び痛み」. 弁慶の泣き所やタンスにぶつけた足趾を想像して下さい. 「痛いのは骨膜由来の痛みなのでは?」ととらえて骨挫傷や転位のない骨折全般に応用します. 骨に近い打撲(顔面・指・肋骨・骨盤・膝蓋骨・手足)には必須です. 身体を動かすパフォーマーがどこかぶつけて痛がっていたら処方します. (冨澤)

88002-902 JCOPY

治打撲一方 89

骨に及ぶ打撲＝骨挫傷・骨折の腫れ，痛みに処方します．数日間の服用でも効果があります．下剤作用の大黄を含むので下痢になったら中止します．

治打撲一方 89 ＋柴苓湯 114

骨に響くほどの衝撃は周囲の細かい末梢神経を損傷し，ピリピリとした痛み（＝神経障害性疼痛）を引き起こします．柴苓湯114を加えます．

治打撲一方 89 ＋麻杏薏甘湯 78

骨の周りには筋肉があるので，筋挫傷を合併して筋膜由来の痛みが出ます．関節に近い骨折では関節包由来の痛みが出ますが，麻杏薏甘湯78で対応します．

🔔 痛みの訴え方で薬を選べる

骨折のズーンとくる深い痛みは，骨膜由来の痛みであり治打撲一方89で対応します．痛みの改善が早く，スムーズに治癒する印象です．安静時に表面がピリピリと痛む場合は，末梢神経由来の痛みと判断して治打撲一方89に柴苓湯114を追加します．少しの動作で筋肉が突っ張るような痛みには治打撲一方89に麻杏薏甘湯78を併用します．　　　　（冨澤）

突き指（趾），
腫れて痛い打撲

ファーストチョイス

熱感，炎症が強い時

🥄 指はなぜ痛むの？

　手は血流が豊富で，外傷を受けると指は閉鎖空間になりやすく，すぐに血行が悪くなります．外傷によって動脈を損傷することはまれで，静脈が破綻し，行き場を失った血液が血管外に充満し，皮膚を突き上げる圧力が激痛を生みます．そもそも指は神経が多いからなおさら痛そうです．少しでも循環を改善させるため2剤併用を提案します．　　　　（冨澤）

88002-902 JCOPY

治打撲一方 ❽⑨
＋桂枝茯苓丸加薏苡仁 ㉕

指は骨が皮膚から近く，身体の最末端にあり腫れて
うっ血しやすいので，骨内と軟部組織の血腫をとる処
方を最初から併用しましょう．

治打撲一方 ❽⑨
＋桂枝茯苓丸加薏苡仁 ㉕
＋越婢加朮湯 ㉘

ダメージの具合が強いと，うっ血に加え，炎症性の浮
腫も混在し，激痛になります．鎮痛薬，腫れ止めとし
て越婢加朮湯㉘を数日間併用します．

🍶 治打撲一方❽⑨は置き薬で！

　治打撲一方❽⑨は戦国時代の秘薬だったとか．単なる打撲を
治すだけで現代まで残るわけはありません．骨挫傷に効くイ
メージが重要です．舞台演者の患者さんも，ケガをしたら治
打撲一方❽⑨をすぐ飲むと青アザがあっさり引きます．とある
有名劇団では治打撲一方❽⑨を常備薬にしていると聞いていま
す．下手な整形外科はいらなくなりそうな薬です．（冨澤）

肉離れ

軽い筋肉痛
（1度の筋挫傷＝
筋膜炎程度）

つらい筋肉痛・
肉離れ
（2度以上の筋挫傷）

🍶 麻杏薏甘湯❼は効かなかった?!

　私が漢方初心者の頃は単剤投与をしていました．麻杏薏甘湯❼は保険病名が「関節痛，神経痛，筋肉痛」とまさしく整形外科分野の薬ですが，当時はほぼ効かない薬の印象でした．ある時ふと，肉離れは必ず血腫があるからと桂枝茯苓丸加薏苡仁⓬を組みわせてみたところ，これが正解．確実に効果が出たので，今ではセットがルーチンになっています．（冨澤）

麻杏薏甘湯78は筋肉の痛み止めだよ！

Dr.T

麻杏薏甘湯 78

筋膜由来の痛みの第一選択です．生薬の麻黄が痛み止め，薏苡仁が筋肉内の浮腫をとる作用で効果を発揮するようです．

麻杏薏甘湯 78
＋桂枝茯苓丸加薏苡仁 125

筋組織は血管が豊富です．重度の筋痛や筋挫傷は，必ず筋線維の損傷による出血を伴います．桂枝茯苓丸加薏苡仁125の併用を強くオススメします．

▌ 普通の筋肉痛でお試し下さい

漢方懐疑派の先生方に効果を実感していただく処方の1つが，上記のフローチャートです．趣味の運動や筋トレ後の筋肉痛が実感を持って和らぎます．筋トレをやりすぎて全身筋肉痛なのに，長時間のオペを快適にこなせてびっくりしたとやり手の外科医に言われたことがあります．痛みを抑えてパフォーマンスを上げる処方ですね．　　　　　　　　（冨澤）

急性の腱鞘炎

ファーストチョイス

炎症が強い時

打撲がきっかけ

🍖 筋肉は解剖的に処方を使い分けよう

　食肉を思い浮かべると赤身は筋線維そのもので，いかにも血流が良さそうです．損傷すると血管が破綻しうっ血するので，筋肉痛の項目では桂枝茯苓丸加薏苡仁㊙を加えました．一方，腱は白い硬いスジの部分．腱も腱鞘も線維性の硬い組織で，損傷すると出血ではなく，むくむため五苓散⑰など水の貯留を改善させる処方を選びます． （冨澤）

88002-902 JCOPY

柴苓湯 ⑪

新しい動きを覚えたり，過度の反復練習で，ふと腱鞘の腫れと痛みに気がついた場合に使います．

柴苓湯 ⑪ ＋越婢加朮湯 ㉘

思わぬ角度で無理に関節に力を入れてしまった瞬間，急激に腱に負担がかかって，腫れて痛みが強く出ている場合に使います．急性の炎症所見の強い腱鞘炎です．

柴苓湯 ⑪
＋桂枝茯苓丸加薏苡仁 ⑫⑤

腱鞘部分をぶつけた後に腱鞘炎症状がある場合や打撲を契機とした腱鞘炎に使います．

🏃 腱鞘炎の初期は五苓散⑰

　腱鞘は腱が通るトンネルと言えます．腱鞘炎の初期は，腫れぼったくなった腱と腱鞘が擦れあって，炎症を起こしている状態です．一般的には，五苓散⑰の単独処方でも良いと思いますが，五苓散⑰に抗炎症作用のある小柴胡湯❾を合わせた柴苓湯⑪を使う方が，理にかなっています．少し値段が違うのですが，パフォーマーにぜひ使いたい処方です．（冨澤）

急性の関節炎（上肢）

ファーストチョイス ——

胃もたれしやすい ——

🥄 なぜ関節に水が溜まるのか

関節は骨と骨のつなぎめで，関節内の骨表面は軟骨で覆われています（膝にはさらに半月板というクッションもあります）．無理な力がかかると，それぞれが擦れて傷ができますが，軟骨には血管が通っていないので，関節液から修復因子をもらいます．関節液は自分の身体を治すために溜まるもので，それ自身が悪さをしているわけではありません．（冨澤）

88002-902 JCOPY

越婢加朮湯 ❷⑧
＋桂枝茯苓丸加薏苡仁 ⑫⑤

昔，怪我をしたことのある関節が練習後に腫れて痛く
なったり，関節内の水が溜まっている時に使います．

防已黄耆湯 ❷⓪

練習後にしばらく水が溜まりやすい，または慢性的に
水が溜まる軽い痛みが出ている関節に．越婢加朮湯❷⑧
で胃もたれする場合に使います．

🍶 越婢加朮湯❷⑧と防已黄耆湯❷⓪

　越婢加朮湯❷⑧と防已黄耆湯❷⓪はどちらも構成生薬は 6 つ，
うち 4 つは一緒です．越婢加朮湯❷⑧は保険収載漢方薬の中で
は最大量の麻黄を含み，熱を冷ます石膏とともに，急性期の
炎症を抑えるイメージです．防已黄耆湯❷⓪にはその 2 つに代
わってむくみをとる防已と皮膚・腺を強化させる黄耆を含み，
慢性的に水があふれた状態を改善させる処方です．　（冨澤）

肩・肘・手首の捻挫

ファーストチョイス

腫れが強い

🍶 上肢に葛根湯❶の利きドコロ

　手首を捻って怪我をすると，うまく力が入らず，反対の手で支えないと非常につらい状態になります．整形外科では添え木（シーネ）を当てます．生薬の葛根が効く痛みは，手が重くて支えられない時の，引きつれるような痛みと思います．肩こりも慢性的に腕が重くて引っ張られて，あの嫌なこりの症状が出ます．上肢に特化した生薬と言えます．（冨澤）

88002-902 JCOPY

>>> **葛根湯** ❶
　　＋桂枝茯苓丸加薏苡仁 ㉕

上肢を強くついて，関節を捻る怪我をしてしまった場合に使います．特に肩関節が痛い場合に効果的です．

>>> **越婢加朮湯** ㉘
　　＋桂枝茯苓丸加薏苡仁 ㉕

捻挫した関節が腫れて激痛の時に使います．

💧 越婢加朮湯㉘と NSAIDs の違い

　どちらも急性炎症に用いられる薬です．NSAIDs は炎症の惹起（始まり）を抑えます．外傷に NSAIDs の使用を控えるのは，炎症反応が治癒に必要な初期反応であると考えるからです．一方，越婢加朮湯㉘は，炎症による熱，充血，水の回収を早めるイメージで治癒を妨げず，不快な症状を早く改善させる素晴らしい薬だと思います．　　　　　　　（冨澤）

足首・膝の捻挫

**ファーストチョイス
（軽い捻挫 1 度捻挫）**

**体重をかけられない
ほど痛い捻挫
（2 度捻挫以上）**

◢ 捻挫はしっかり治しましょう

　軽い捻挫は 2，3 日で痛みが取れるので軽症に思う方もいます．昔は捻挫でスポーツを休むことはありません．捻挫は一度脱臼しかかった関節が戻った状態で，必ず靱帯断裂を伴います．適切に装具やテーピングをすれば靱帯が修復され，関節が安定しやすくなります．靱帯が緩むとダンスが踊れません．きっちり治しましょう．　　　　　　　　　　（冨澤）

越婢加朮湯 ❷❽
＋桂枝茯苓丸加薏苡仁 ⓶⓶⑤

軽い捻挫，急性期に使います．軟部組織の腫れ，周囲に皮下出血を伴います．捻って痛いけど，割と歩ける場合に使います．

越婢加朮湯 ❷❽
＋治打撲一方 ❽❾

強い捻挫（２度捻挫以上）をすると，靱帯が損傷し，関節内で骨同士が強くぶつかるため，軟骨下の骨挫傷を伴います．関節内炎症と骨挫傷それぞれに処方します．

■ 捻挫なのに骨の治打撲一方❽❾?!

「捻挫は骨折でないから治打撲一方❽❾はいらないのでは？」鋭い質問です．捻挫は，関節が外れかかって元に戻ったという病態です．必ず骨同士がぶつかり，多少なりとも骨挫傷が発生します．実臨床では必須ではありませんが，重度の捻挫を MRI で確認すると骨内に血腫が認められます．足を床につけられないほどの痛みの強い捻挫は骨挫傷と考え治打撲一方❽❾を加えます．（冨澤）

頚椎ヘルニア初期
（上肢の神経痛）

ファーストチョイス

夜間の痛み

心因性,
異常な痛がり方

首を支える筋肉はありますか?

　ヘルニアとは出っ張ったものという意味です．椎間板ヘルニアの説明をすると，椎間板が勝手に出てきて神経に触れたと理解する方がいますが間違いです．脊椎を支える筋肉の力が減り，本来かかるはずのない圧力が椎間板にかかった結果がヘルニアです．運動負荷も原因の１つですが，筋肉の材料であるタンパク質の不足が大いに関わると考えます．（冨澤）

葛根湯 ❶ ＋柴苓湯 ⑭

肩から上肢にかけてのビリビリの強い痛みやしびれが
ある時に使います．頚椎を動かすとしびれが増強する
のが特徴です．

葛根湯 ❶ ＋柴苓湯 ⑭
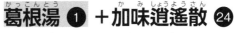
＋桂枝茯苓丸加薏苡仁 ⑫

体質的に血流の悪さがあると，じっとしている夜間の
痛みも強く出ます．局所の血流うっ滞を改善させるイ
メージで桂枝茯苓丸加薏苡仁⑫を追加します．

葛根湯 ❶ ＋加味逍遙散 ㉔

神経痛だが，時間的，空間的，物理的に説明のつかな
い症状の経過がある時に加味逍遙散㉔を考慮します．
いわゆる心因性の疼痛を疑う時です．

🌿 柴胡の入った処方

　加味逍遙散㉔は柴胡の入った処方です．更年期症状に有名
な処方で，いわゆる精神的なストレスやイライラを抑えるお
薬ですが，心因性の痛みを改善すると考えられています．外
来中，頚椎は確かに悪く，そこから神経痛が出てもおかしく
はないけれど，その痛みの訴え自体は少し所見と合わないと
いう時，加味逍遙散㉔を合わせることが多いです．　（冨澤）

腰椎ヘルニア初期
（下肢の神経痛）

初発の下肢痛

再燃を繰り返す
下肢痛

🍶 手術のメリット

　腰椎椎間板ヘルニアは，手術の有無に関わらず半年後の予後は変わらないとされています．しかし近年は内視鏡手術も確立し，圧倒的に復帰が早まりました．休んではいられないパフォーマーは手術を検討下さい．上手な脊椎外科医に手術をしてもらって，漢方薬を服用して復帰を確実にしましょう．手術と漢方薬の併用は，私の目指す理想の整形外科治療です．（冨澤）

>>>
麻杏薏甘湯 ❼❽ ＋柴苓湯 ⓬⓮
＋桂枝茯苓丸加薏苡仁 ⓬⓯

下肢の放散痛がヘルニアの特徴です．動かすと痛い筋
肉の痛みに，ビリビリとした神経痛が混在したような
初期の訴えに処方します．

>>>
薏苡仁湯 ❺❷
＋桂枝茯苓丸加薏苡仁 ⓬⓯

昔，ヘルニアと診断され，慢性化し，再燃を繰り返し
ているような方へのファーストチョイス．冷え症気味
で，特に動かすと痛みが強く出る方に使います．

🦵 神経痛と筋肉痛は同時に存在する

　ヘルニアの下肢痛は神経痛だけが原因ではありません．ヘ
ルニアによって感覚神経だけではなく運動神経も障害されま
す．支配領域の筋肉が萎縮し，筋肉痛が出やすくなるのです．
歩くと痛くなるという訴えは，神経痛より筋肉痛が前面に出て
いると判断します．麻杏薏甘湯❼❽の保険病名に筋肉痛と神経
痛の2つがあるのは理にかなっていると思います．　　（冨澤）

頸椎捻挫

ファーストチョイス

上肢に神経痛的な
ピリピリ感あり

動かせないほどの
重症感

🔥 麻黄剤の小ネタ

　頸椎捻挫後，肩から手に及ぶしびれや痛みが出る症例は神経根症を疑ってまずは MRI を撮りますが，有意な所見がない場合も多く，患者さんには「筋肉痛かもしれないけど，とりあえず神経障害性疼痛の薬を試しましょう」と苦しい説明になりがちです．葛根湯❶と麻杏薏甘湯❼❽の適応病名には，神経痛と筋肉痛の両方あるので，説明がしやすいです．（冨澤）

葛根湯 ❶
＋桂枝茯苓丸加薏苡仁 125

葛根湯❶単独処方もOK. 保険病名は肩こり. 首から上肢にかけて引っ張られるような筋肉痛に有効です. 筋はうっ血しやすいので効果増強で桂枝茯苓丸加薏苡仁125を追加します.

葛根湯 ❶
＋桂枝茯苓丸加薏苡仁 125
＋麻杏薏甘湯 78

上肢に及ぶ強い痛みには, 葛根湯❶に麻杏薏甘湯78を合わせます. 両処方ともに神経痛の保険病名があるので, 筋膜の痛み, 頚椎症性神経根症にも適用されます.

葛根湯 ❶ ＋治打撲一方 89

受傷機転で頚椎に強い力がかかったと考えられる時は, 椎体骨や椎間関節など, 頚部の深い場所を痛めている可能性があります.

♠ 葛根が意外に重要

昔, 漢方薬を使い始めた頃, 葛根湯❶は後頚部や肩こり程度に処方するだけした. でも生薬の葛根が筋肉の引っ張られる痛みに対応するイメージができて, 格段に使い道が増えました. 処方のポイントは頭や上肢の重みを感じる訴えがあること. 頭の重さを訴えるストレートネック, 上肢の重だるさを感じる五十肩やテニス肘にも有効です. 　　　　　(冨澤)

肩脱臼整復後

ファーストチョイス

亜急性期

🍶 腫れはやっぱり漢方薬で！

　習慣性肩関節脱臼はわりと簡単に整復できて，すぐに痛みなく動かせるようになります．その後は自然と元の生活に戻っていきますが，しばらくはむくみと違和感があるようです．柴苓湯⑭で浮腫を，桂枝茯苓丸加薏苡仁㉕で内出血をとるイメージですが，ベテランの習慣性脱臼の方にも，いつもより回復が早いと好評の組み合わせとなります． （冨澤）

柴苓湯 ⑪⑭
＋桂枝茯苓丸加薏苡仁 ⑫⑤

脱臼整復後は楽にはなりますが，上肢全体がむくみ，指が動かしづらくなるので，回復するまでの数週間処方しておきます．

薏苡仁湯 ㊷
＋桂枝茯苓丸加薏苡仁 ⑫⑤

脱臼整復後，数週間過ぎてもなかなか痛みがとれず，拘縮してきた場合に使います．整形外科的には MRI をおすすめします．

🕯 タンパク質をしっかり摂ろう

　過剰な力を受けるコンタクトスポーツによるものではなく，ダンスで床に手をついた時など，ある程度自分の力をコントロールできる環境下で脱臼をした場合は，筋肉が少ないことも原因です．筋トレが足りないのではありません．その人の身体を支えるのに必要な筋肉量が足りない＝材料となるタンパク質を摂れてない方が多い印象です．　　　　（冨澤）

急性腰痛（ぎっくり腰）

ファーストチョイス

こじれた腰痛もち

🥄 救急の現場では芍薬甘草湯❻❽を！

　ぎっくり腰になると，腰回りの筋肉が突っ張って，全く動かせなくなります．筋肉の動きが制御できない腰のこむら返り状態とも言えます．救急車で運ばれてきた場合などは，まずは芍薬甘草湯❻❽を2包処方します．この場合はジクロフェナク坐薬も併用して，なんとか痛みを楽にして立たせることが目標です．上記処方は帰宅時に処方しましょう．　（冨澤）

88002-902 JCOPY

>>>

麻杏薏甘湯 ⑦
＋桂枝茯苓丸加薏苡仁 ⑫

下肢のしびれがなく，動かすと腰が突っ張って痛い状態に使います．典型的な筋膜性腰痛に．

>>>

麻杏薏甘湯 ⑦
＋治打撲一方 ⑧

もともと腰痛もちや，加齢性の腰椎の変性や何度も繰り返したりするぎっくり腰の方に．椎間関節の骨挫傷が疑われるX線検査時に使います．

🔖 腰のX線検査は意外に重要

　若い方のキレイな骨の並びのX線だったら，まずはファーストチョイスを処方します．ただ，歳をとるにつれ，腰椎の変形，並び（アライメント）の悪さが目立つようになってくると，骨同士のぶつかる痛みも出やすくなると考えています．立たせた時に痛みが強く出る場合は治打撲一方⑧を考慮しましょう．　　　　　　　　　　　　　　　　　　（冨澤）

肋骨骨折

ファーストチョイス

**遅れて受診
（受傷後，後日受診）**

ズレてない骨折のほうが痛い??

骨折が痛いのは骨膜が超敏感だから．肋骨骨折は，多くが
ヒビ程度で治りがいいものの，当初は結構痛いです．動くた
びに，断端同士がぶつかって，むき出しの骨膜が刺激される
からでしょう．よくバストバンドを処方されますが，呼吸に
よる胸郭の動きを少なくして，少しでも痛みを出ないように
するためです．痛くなくなったら外して構いません．（冨澤）

88002-902 JCOPY

>>> **治打撲一方 ⑧⑨ + 薏苡仁湯 ㊲**

骨折には治打撲一方⑧⑨だけでもいいのですが，少しでも身体を動かしたいパフォーマーには，筋肉痛に対応する薏苡仁湯㊲を追加します．

>>> **治打撲一方 ⑧⑨ + 薏苡仁湯 ㊲**
 + 四逆散 ㉟

安静が保てず，慢性化した肋骨骨折に．ピリピリするような肋間神経痛もある場合には，柴胡の入った四逆散㉟を追加します．

🍶 骨折に湿布はしてはいけません！

　肋骨骨折に治打撲一方⑧⑨を処方しておくと，1ヵ月を過ぎて痛がる人は稀になります．逆に NSAIDs は骨折の治癒を遅らせますから，毎日湿布を貼っているのに全く痛みが取れないと言って，2ヵ月すぎて来院される方がいます．そのくらい湿布はよく効く（？）ので，治打撲一方⑧⑨は負けちゃいます．外傷に漢方薬を使う際は，湿布併用は避けましょう．　　（冨澤）

圧迫骨折

ファーストチョイス

筋肉の突っ張りが強い

尻餅からの腰痛は軽くみないこと

椎体圧迫骨折は骨粗鬆症のある高齢者の骨折と思われがちですが，若年者でも強く尻餅をつくと受傷します．受傷時はかなり痛いはずですが，若さゆえに体幹の筋肉がしっかりしているので，寝起きの時以外はあまり痛みを感じないことも多いのです．診断が遅れると，骨の圧壊が進行し強い変形が残る場合もあるので，早めの受診をお勧めします．　　　（冨澤）

88002-902 JCOPY

治打撲一方 ⑧⑨

スポーツ障害による圧迫骨折の場合，安静時痛があまり出ないことがあります．体幹を曲げた時だけ痛みを感じる程度なら，治打撲一方⑧⑨のみとします．

治打撲一方 ⑧⑨ ＋薏苡仁湯 ⑤②

薏苡仁湯⑤②は麻黄が含まれ，筋肉痛に効果があります．動かそうとすると筋肉が突っ張ってしまう場合に追加します．もちろん安静が第一です．

■ 疲労からの骨折に注意！

　骨だけで体重を支えているわけではありません．筋肉がそれぞれの骨を上下に引っ張り合って力を分散し，骨自体に大きな力がかからない仕組みになっていると考えます．疲れると筋力は知らず知らずに落ちるもの．そのまま無理をすると骨に思わぬ力がかかってしまい，骨折のリスクが上がりますよ．疲労が抜けないまま練習するのは止めましょう．（冨澤）

ストレスがからんだ痛みに
柴胡の処方を！

　痛みは精神状態に左右されます．興奮していると怪我の痛みを感じなかったり，不安が強いとスリ傷でも強く痛みを感じたりすることは，誰でも経験します．

　患者さんの痛みの訴えが，西洋医学的な臨床所見と乖離している印象があれば，疼痛性障害＝ストレスなどの精神的な要素がからむ痛みと推測されます．西洋薬では，デュロキセチンやガバペンチンなど，神経系に作用する鎮痛薬が選択肢に上がります．副反応の眠気や精神活動の低下が懸念されるので，アーティストには使いにくいですね．そんなときに「柴胡」を含む漢方薬をトライしてください．本書内の加味逍遥散❷❹，四逆散❸❺，大柴胡湯❽，抑肝散❺❹，柴苓湯⓫❹などです．大きな副作用は心配ありません．

　痛みは自分の身体を守るために必要な機構です．傷ついたところを動かせないようにして，治癒を促すアラームなのです．無視し続けるとそのアラームは大きく不規則に鳴り響きます．私が「柴胡」を考慮するのは，訴えが比較的激しい，時間的に波がある，痛みが身体のあちこちに移動する，主訴が毎回変わる，などの場合です．「柴胡」は痛みの感じ方をコントロールして，ブレを抑えるイメージで働きます．自分自身の痛みを適切に感じられるようになることが，寛解に至る第一歩です．臨床をしていると，こじれた痛みの裏にストレスがあることが多いです．とくに自分を滅して，人のために動いている人には症状が強く出る傾向があります．まさしくアーティストの生活そのものかもしれません．
（冨澤）

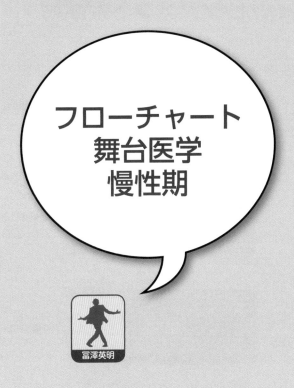

フローチャート
舞台医学
慢性期

冨澤英明

慢性期は，ダンス，音楽などの領域ごとに漢方薬
を痛がっていれば処方します．

ダンサーの肩関節滑液包炎・インピンジメント症候群

ファーストチョイス

ストレス

華奢

肩峰下滑液包炎の考え方

　滑液包は関節の潤滑作用がある小さな袋です．損傷し炎症を起こすと，肩が上がらなくなります．一過性の炎症であれば，麻黄剤である葛根湯❶を，即効性があるステロイドの滑液包内注射も有効です．慢性化したものは，滑液包や関節包が硬く肥厚した状態になっています．当帰を含む血行改善作用のある処方を選びましょう．　　　　　　　　　　（冨澤）

葛根湯①＋桂枝茯苓丸加薏苡仁(125)

肩関節周辺の痛みには，葛根を含む麻黄剤である葛根湯①が第一選択．血流うっ滞を改善させる桂枝茯苓丸加薏苡仁(125)を加えるのがコツです．

葛根湯①＋加味逍遙散㉔

ストレスや不安も強い場合に．神経系の痛みに作用する柴胡に，血管を再建するイメージの当帰を含む加味逍遙散㉔を併用します．

葛根湯①＋当帰四逆加呉茱萸生姜湯㊳

小さい頃からの冷え症には当帰四逆加呉茱萸生姜湯㊳をベースに処方．苦いですが，わりと平気で飲める方には身体に合っていると考えます．

五十肩？　四十肩？

五十肩と呼ばれる病態は，その名の通り加齢や生活習慣が原因となる肩の痛みで，整形外科的には肩関節周囲炎と説明されます．発症年齢によって四十肩と呼ぶようです．アラフィフ女性で「四十肩だと思うのですが…」と受診される方に，日本整形外科学会発行の『五十肩（肩関節周囲炎）』という説明書が渡しにくいので，なんとかしてほしいです．（冨澤）

ダンサーの慢性腰痛

ファーストチョイス

ストレス

華奢

🖋 腰痛を繰り返すようになったら…

　初期の腰痛はほぼ筋肉由来で筋膜性腰痛と呼ばれます．体幹を支える筋肉が少ないと，運動負荷に耐えられず，痛みが出ます．根本的解決策は筋肉を増やすことです．そんな時に薏苡仁湯❷を，筋の痛みを麻黄が抑え，筋肉内の血管を増やし筋組織を増量させるイメージで当帰が働きます．もちろんタンパク質の摂取量を増やすことが先決です．　　　（冨澤）

88002-902 JCOPY

>>> 薏苡仁湯 52
＋桂枝茯苓丸加薏苡仁 125

経過の長い筋痛・関節痛の第一選択は薏苡仁湯52です.
加えて，うっ血改善作用のある桂枝茯苓丸加薏苡仁125
で，疼痛誘発物質を追い出すイメージです.

>>> 薏苡仁湯 52 ＋加味逍遙散 24
（＋四逆散 35）

ストレスは痛みを増強します. 不安，イライラが強い
場合は，柴胡を含む加味逍遙散24を. ストレスが胃腸
にきやすい方には四逆散35を追加します.

>>> 薏苡仁湯 52
＋当帰四逆加呉茱萸生姜湯 38

昔から冷え症の方には，当帰四逆加呉茱萸生姜湯38
を. もともと血行が悪く，痛みが改善しにくく，寒い
季節に有用です.

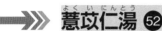

❗ 椎間板ヘルニアの予防には

　筋肉は背骨を支えていて本来椎間板には大きな力がかから
ない機構になっています. 筋肉量が少ないのに，背骨に大き
な負荷をかけてしまうと，椎間板に過剰な圧力が加わり，中
身が外に飛び出てヘルニアが発生します. 筋肉量があって
も，疲労した筋肉では思うような力が出なくなります. 疲れ
た時の練習はなるべく避けましょう！　　　　　　（冨澤）

ダンサーの仙腸関節障害

ファーストチョイス

冷え症

🐧 仙腸関節は動かせるの???

「ずれている仙腸関節を戻します」という施術者の言葉に違和感を覚えます．数日に一度，力を加えるだけで戻るのか？膝や股関節だと戻すと言わないのはなぜなのか？　そもそも関節を支えて，動かしているのは自身の筋肉です．個人的には，食事指導で筋肉を増やすこと，運動指導で筋肉と関節を適切に動かせるようにすることが基本だと思います．（冨澤）

88002-902 JCOPY

>>>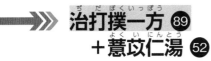

治打撲一方 ⑧⑨
＋薏苡仁湯 ㊾

仙腸関節に大きな力がかかると，骨同士がぶつかり痛みが出ることがあります．骨の痛みに治打撲一方⑧⑨を処方します．関節痛の基本処方は薏苡仁湯㊾です．

>>>

治打撲一方 ⑧⑨
＋当帰四逆加呉茱萸生姜湯 ㊳

もともとの冷え症があって，痛みが長引いていると考えられる時は当帰四逆加呉茱萸生姜湯㊳を．運動時の痛みには麻杏薏甘湯㊲をプラスします．

▮ 仙腸関節炎の職病業

アラベスクというポーズに象徴されるように，バレエダンサーは足を後に高く持ち上げる動作が非常に多いですね．股関節は前後に大きく開かれ，骨盤の縦方向へ捻れて，仙腸関節に強い回旋力が働きます．慢性の職業病とも言えるでしょう．体幹の筋肉がしっかりするまでは痛みが続きます．冷えて痛む場合は，漢方薬の出番です．　　　　　　　（冨澤）

ダンサーの股関節周囲の腹壁損傷・スポーツヘルニア

食が細い

補中益気湯 **41** や加味帰脾湯 **137** が胃に障る

🥄 お腹を強くする処方

　補中益気湯**41**の補中とは，お腹を強くすること．胃下垂や脱肛，子宮脱など，内臓器が重力に対抗できない方に使われる処方でもあります．10歳代のスポーツヘルニアの子が，やや軟弱な腹部の印象があったため，お腹をしっかりさせるおまじない的に処方したところ，その後は食も太くなり再発しなくなったと言われたことがあります．　　　　　　　（冨澤）

88002-902 JCOPY

補中益気湯 ㊶

もともと胃腸が弱い，食が細い，腹壁が脆弱，胃下垂傾向，内臓を支える組織が脆弱な方へ．加味帰脾湯㊲でも OK です．

帰脾湯 ㉕

補中益気湯㊶や加味帰脾湯㊲が胃に障る方には帰脾湯㉕を処方します．

帰脾湯㉕と加味帰脾湯㊲の違い

　帰脾湯㉕に柴胡と山梔子を加えたものが加味帰脾湯㊲です．正確には，さらに帰脾湯㉕の白朮を，蒼朮に変更しています．帰脾湯㉕と加味帰脾湯㊲は補中益気湯㊶と同じく，人参と黄耆を含む参耆剤です．帰脾湯㉕は加味帰脾湯㊲よりもさらに胃腸が弱い人に使います．加味帰脾湯㊲が胃に障って飲みにくい人でも，帰脾湯㉕なら飲める人が多いです．（新見）

ダンサーの大腿の筋痛
(腸脛靱帯炎，ジャンパー膝など)

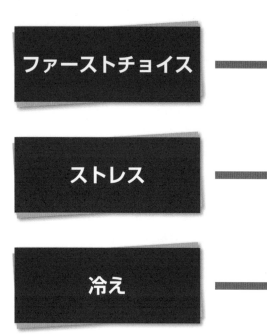

ファーストチョイス

ストレス

冷え

🕯 理学療法が重要！

　腸脛靱帯炎，ジャンパー膝，膝蓋靱帯炎や鵞足炎などはアスリートに多いオーバーユースが原因です．成長期であれば骨の成長や栄養状態とも関連しますが，筋肉の柔軟性がないことが問題です．身体の使い方や筋肉のケアを指導する理学療法が必須となります．漢方薬では，筋肉をつけつつ，痛みを止める効果をイメージした薏苡仁湯❺❷が基本処方です． （冨澤）

薏苡仁湯 52
＋桂枝茯苓丸加薏苡仁 125

筋肉のこわばりと痛みには薏苡仁湯52が有効．筋肉の血流を回復させ，ほぐし，痛みをとるイメージです．

薏苡仁湯 52 ＋加味逍遙散 24

ストレスがかかっていると筋肉はこわばりやすいので，加味逍遙散24を試します．

薏苡仁湯 52
＋当帰四逆加呉茱萸生姜湯 38

もともと体質的に冷え症があり，末端の血行が悪く，痩せ型で筋肉がつきにくいタイプの処方セットです．

痛みの悪循環を断ち切るために

　練習で毎日痛みが出る．休んでいる時は痛くないので普段は放置．そしてまた練習で痛む．という悪循環を繰り返している方がいました．休んで治りそうになると活動してまた痛める．その程度であれば，漢方薬だけで良くなる方がいます．痛みを改善させて，筋肉の修復を促す．そんなイメージの薬が薏苡仁湯52です．　　　　　　　　　　　　　　（冨澤）

ダンサーの下肢の腱付着炎
(鵞足炎・足底腱膜炎・足部付着部, 屈筋腱障害など)

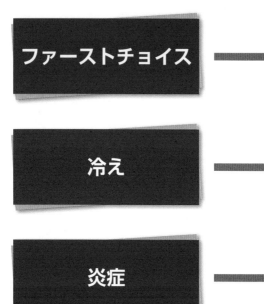

ファーストチョイス

冷え

炎症

付着部の炎症にも漢方薬

　筋肉は骨を動かすために存在します．筋肉と骨のつなぎ目が腱付着部ですが，血流はあまり良くありません．筋肉を強く使うと付着部が牽引され，損傷を起こす時がありますが，動かしながら治すとなると長引くことが多いです．ここで漢方薬の力を借りましょう．血流を血行改善させて治癒を促進させるイメージです． （冨澤）

薏苡仁湯 52
＋桂枝茯苓丸加薏苡仁 125
＋治打撲一方 89　1包

腱の付着部の骨周囲の炎症です．打撲ではありませんが，骨膜の痛みと考えて，治打撲一方89を追加します．

薏苡仁湯 52
＋当帰四逆加呉茱萸生姜湯 38

腱や腱付着部は血行も悪いので，冷えが強い場合，体質的な血行を改善させる当帰四逆加呉茱萸生姜湯38が有効です．

越婢加朮湯 28
＋桂枝茯苓丸加薏苡仁 125

炎症が強い時は，最強の抗炎症薬である越婢加朮湯28と炎症に伴う血流のうっ滞の改善に桂枝茯苓丸加薏苡仁125を短期間処方しましょう．

🦵 腱が切れたら

　腱が切れたら，腱縫合手術をします．腱の断端同士が相対するように縫いつけるのは簡単ですが，そもそも腱自体の血流が悪いため，生着して強度が戻るまで時間がかかります．リハビリ期間に再断裂しないか，ヒヤヒヤするのですが，薏苡仁湯52を処方しておくと，当帰の血管新生の効果がイメージできるので，患者さんも私も安心感が違います．　　（冨澤）

ダンサーの骨盤・股・膝関節周囲の滑液包炎
（腸恥骨滑液包炎・膝周囲滑液包炎など）

ファーストチョイス

セカンドチョイス

冷え症

🔹 長く症状が続く場所は

　滑液包炎の初期には，炎症を急激に止めるステロイドの注射が著効します．慢性化すると滑液包が硬くなり癒着が起きるので，筋肉の滑走が悪くなります．最近流行りの筋膜リリースは，その癒着部分を生理食塩水で物理的に剥がす注射法です．直後から筋の滑走が改善します．漢方薬の効きも良くなるので，併用したい現代医療の1つです．　　　　（冨澤）

88002-902 JCOPY

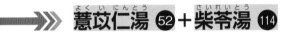

薏苡仁湯 ❷＋柴苓湯 ⓬

慢性的に滑液包という袋の中に水が溜まる状態には，水分を調節（利水作用）する五苓散❶を含み，抗炎症作用をもつ小柴胡湯❾を含む柴苓湯⓬が適応です．

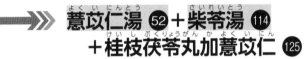

薏苡仁湯 ❷＋柴苓湯 ⓬　＋桂枝茯苓丸加薏苡仁 ⓭

水の貯留が続くだけではなく，血の成分も含む時に桂枝茯苓丸加薏苡仁⓭を追加します．

当帰四逆加呉茱萸生姜湯 ❸　＋五苓散 ⓱

生来の冷え症体質に，なかなか治らない滑液包の水の貯留に処方します．

🕯 硬くなった場合は

　筋肉や関節を痛めた後，痛みが長く続く場所は硬くなって動きが悪くなります．これは痛めた場所がうまく治ってないだけでなく，周りの組織を固めることで治らない場所を動かせないようにして修復を助ける身体の防御反応の1つと考えることもできます．治るための材料が足りない場合は，タンパク質（＝プロテイン摂取）を検討して下さい．　　（冨澤）

ダンサーの慢性の関節炎
(関節水腫・半月損傷・足関節炎)

ファーストチョイス	
発作時	
痛みなし，水腫のみ	

関節内の水が取れないのは

　関節液自体は悪さをしていません．水を抜いても良くはならないし，水を抜いたらクセになることもありません．実は関節内の構造物である軟骨と半月板には，なぜか血管がありません．関節液から栄養をもらっているため，傷がつくと，それを治そうとして，関節液が大量に産生されるようです．水が引かないのは，ただそこが治らないからです．　　（冨澤）

防已黄耆湯 ⑳ ＋薏苡仁湯 ㊽

防已黄耆湯⑳には分泌腺の機能を改善させるイメージの黄耆が含まれ，当帰の入った薏苡仁湯㊽を加えます．

防已黄耆湯 ⑳ ＋越婢加朮湯 ㉘

急性と慢性の水腫に使われる処方の組み合わせです．安静時にも強い痛みで，水腫も著しい場合に．

防已黄耆湯 ⑳ ＋当帰芍薬散 ㉓

水腫が続いているが，痛みはそれほどない場合，関節内の組織を治すことを優先します．当帰芍薬散㉓は血行改善と浮腫をとる処方です．

🔴 ヒアルロン酸は何をしてる？

美容で有名なヒアルロン酸は，整形外科では関節内に注射します．ヒアルロン酸自体はもともと体内で生成されており，抗炎症と軟骨の修復を促進する作用があるようです．関節液が多量に貯留しているときは，相対的にヒアルロン酸の濃度が薄まっているので，一旦余分な水を抜いてから，ヒアルロン酸を注入することが多いです．　　　　　（冨澤）

ダンサーの足の関節障害
(外反母趾・内反小趾・外脛骨・三角骨障害など)

ファーストチョイス

もともと頑固な
冷え症

関節痛が主症状

🦶 骨が変形してしまったら

　外反母趾などの足趾が変形するそもそものきっかけは，足に無理をさせてしまったこと，自分を支える筋肉量が絶対的に足りない時期に，足の形を変えるような靴を履く，ポーズを取ることが原因です．外反母趾になってしまうと，もはや自分の力で変形を戻すことはできません．漢方薬を使って，無駄な痛みを減らして，お付き合いしていきましょう．　　（冨澤）

88002-902 JCOPY

>>> ### 薏苡仁湯 ❺❷ ＋治打撲一方 ❽❾

関節を構成する骨由来の痛み＝荷重時痛も出やすいので，治打撲一方❽❾と組み合わせます．冷えの方には附子をプラス．

>>> ### 治打撲一方 ❽❾ ＋当帰四逆加呉茱萸生姜湯 ❸❽

小さい頃から痩せ型，冷え症のタイプは当帰四逆加呉茱萸生姜湯❸❽を．冷えがあれば附子を追加します．

>>> ### 薏苡仁湯 ❺❷ ＋当帰四逆加呉茱萸生姜湯 ❸❽

生来の冷え症で，関節痛が主な症状の場合に．動かすと痛む，練習後に腫れて痛むなどの訴えに使います．

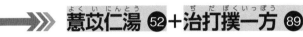

🍵 漢方薬をより効かせるために！

　三角骨障害はダンサーとサッカー選手に多い疾患です．足首を伸ばしつつ，力を入れる動作が発症因子となります．検査をして，原因が腱なのか過剰骨なのか，注射か手術か，を検討します．そこで初めて漢方薬を選んでいます．病態を深く考えることで，誤診も減り，本当の患者ファーストの医療が提供できるかと考えます．　　　　　　　　　　（冨澤）

ダンサーの下肢の骨端症
（オスグッド病など）

ファーストチョイス

冷え

もともと冷え症体質

🦴 骨の成長と筋肉の問題

　成長期は，骨が遺伝子情報に従って先に成長し，筋肉が後から骨の成長についていきます．したがって，過剰に負荷をかけて，硬く太い筋肉にしたり，常にオーバートレーニングで硬い筋肉を育ててしまうと，筋肉が伸びないため，かえって骨の成長が妨げられてしまいます．骨端症は，筋肉の状態も考えて，理学的にアプローチすることが重要です．（冨澤）

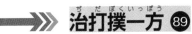

治打撲一方 ❽❾

骨端症は成長軟骨における骨のダメージです．骨内の血腫を回収するイメージで，治打撲一方❽❾を選びます．

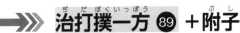

治打撲一方 ❽❾ ＋附子

治打撲一方❽❾は骨を含む身体の中の深い部位のダメージに効きますが，同じく深いところの冷えと痛みをとる附子との相性は抜群です．

治打撲一方 ❽❾
＋当帰四逆加呉茱萸生姜湯 ❸❽

昔から冷え症の痩せ型の方には当帰四逆加呉茱萸生姜湯❸❽を．冷えが強ければ附子を追加します．

▶ 治打撲一方❽❾のありがたさ

　骨端症の治療には，RICE 処置と NSAIDs，ひたすら理学療法しかなく，競技の休止が基本でした．家族でプロを目指している場合は，深刻な事態です．私の診療では治打撲一方❽❾のおかげで，活動を休まなくていい子や，休んでも短期間で済む子が多くなりました．提供できるオプションが増えることは，我々医療者にとっても喜ばしいですね．　　　　（冨澤）

ダンサーのシンスプリント

ファーストチョイス

長引いたら

シンスプリントの考え方

シンスプリントはジャンプやランニングの繰り返しで発症しやすいスポーツ障害です．脛骨疲労性骨膜炎とも呼ばれ，スネの骨（脛骨）にピリピリとした痛みが出るのが特徴的ですが，初期にはふくらはぎの張りや重だるさを感じることが多く，まずは急性期の筋肉痛の処方セットも使えます．越婢加朮湯❷＋桂枝茯苓丸加薏苡仁❶です． （冨澤）

88002-902 JCOPY

麻杏薏甘湯 ⑦⑧
＋桂枝茯苓丸加薏苡仁 ⑫⑤

シンスプリントは，骨膜由来の痛みと考えられているので，治打撲一方⑧⑨が効きそうですが，私にはこの組み合わせが定番です．

薏苡仁湯 ⑤②
＋桂枝茯苓丸加薏苡仁 ⑫⑤

症状が長引いている場合は，麻杏薏甘湯⑦⑧に血行を改善させる当帰を加えた薏苡仁湯⑤②を選びましょう．

▲ 筋肉＞骨の力関係？

よくないフォームで長時間練習を続けることで発症しがちですが，わりと筋肉のしっかりした方が多い印象です．イメージ的に骨が筋肉に負けて変な力がかかっている状態です．疲労の蓄積で筋肉が硬くこわばると状況はさらに悪化します．筋肉内の血流のうっ滞をとる桂枝茯苓丸加薏苡仁⑫⑤に含まれる芍薬・甘草の効果で筋肉を緩めていきましょう．　　　（冨澤）

ダンサーの下肢の疲労骨折

ファーストチョイス

冷え症あり

寒期

🥄 そこに筋肉は足りていますか??

疲労骨折の大きな原因として，筋肉量の不足が挙げられます．運動時の強い衝撃を筋肉で吸収できないと，骨にダメージが及んでしまいます．疲労骨折をするまでには時間がかかるので，それまでに必ず筋肉の痛みを感じているはずです．まずはその運動に見合った筋肉をつけるため，栄養指導が最も重要になります．

（冨澤）

88002-902 JCOPY

治打撲一方 (89) ＋薏苡仁湯 (52)

骨のダメージなので治打撲一方(89)だけでも効果がありますが，筋肉不足と痛みには薏苡仁湯(52)で対応します．

治打撲一方 (89)
＋当帰四逆加呉茱萸生姜湯 (38)

もともと冷え症で痩せ型の体質は，筋肉の発達しにくさにもつながります．当帰四逆加呉茱萸生姜湯(38)で対応します．

治打撲一方 (89)
＋当帰四逆加呉茱萸生姜湯 (38)
＋附子

冷えが強ければ，局所の血行をガツンと上げるイメージで附子を付け加えましょう．

最近は減りました

昔は強豪校の部活動では疲労骨折は当たり前．それどころか骨折していないと練習不足を疑われたそうです．現在はそんなこと，許されませんね．練習の根性論は淘汰されつつあります．栄養の重要性も認知されて，ミネラルとタンパク質摂取の徹底しているクラブが増えてきました．スポーツ障害や疲労骨折を診る機会も減っていくのでしょう．（冨澤）

ピアノ・弦楽器奏者の慢性の腱鞘炎

子どものころから

大人になって

便秘

🎵 疎経活血湯⓹⓷と当帰四逆加呉茱萸生姜湯⓷⓼の違い

どちらも血行不良と冷えのある方への処方ですが，当帰四逆加呉茱萸生姜湯⓷⓼は子ども時代からの冷え症体質の方，疎経活血湯⓹⓷は年齢を経て生活習慣病を持っている方（あるいは予備軍）に対応する処方のイメージです．迷ったらとりあえずどちらか処方してみましょう．その患者さんが飲みやすいという薬が合っていることが多いですよ．　　（冨澤）

88002-902 JCOPY

ミュージシャンは壮年者が多くきます

薏苡仁湯 52 ＋当帰四逆加呉茱萸生姜湯 38

腱鞘炎の第一選択は薏苡仁湯52です．昔から痩せ型の
冷え症で，腱鞘炎に悩まれてきた方に合うのが当帰四
逆加呉茱萸生姜湯38との組み合わせです．

慢性期

薏苡仁湯 52 ＋疎経活血湯 53

年齢を経るごとに腱鞘炎になっていった方の処方で
す．特に生活習慣病をもつ方に疎経活血湯53は最適.

薏苡仁湯 52 ＋桃核承気湯 61

イライラ発散系の神経質な方は頑固な便秘をもってい
ることも．そんな方に桃核承気湯61です．便秘が治る
と気持ちも落ちつくイメージですね.

🖐 ステロイドの腱鞘内注射？

　僕の患者さんで，慢性の腱鞘炎で悩んでいるヴァイオリン
の先生が頻回にステロイドの腱鞘内注射を受けて，腱鞘が溶
けて，そして腱が飛び出して，左手の人差し指と中指と薬指
の腱が皮膚の直下に触れる人がいました．今さら，溶けた腱
の修復は不可能ですが，漢方薬の内服で仕事は継続可能でし
た．その方は漢方薬に感謝していました．　　　　（新見）

パフォーマーのための
困った時の薬局漢方薬

　パフォーマーも劇場で咳が出ると本当に困ります．以前から困りましたが，コロナで特に気になるようになりました．劇場は空調がきいて空気が乾燥していることが多く，咳が出そうになることがあります．今日は乾燥しているなと感じたときは，開演前に麦門冬湯㉙をおすすめします．水がなくても少しずつ溶けていきますので途中で咳が出そうになって飲むのでも OK です．特に会場がシーンとなってしまった時の咳には困りますね．飴をなめる代わりに桔梗湯トローチもお勧めです．

　コロナが5類になってからは，また大きな声で応援ができるようになりました．楽しいですね！　終演後や翌日に声がガラガラで気になる時には響声破笛丸（コエキュア®，小林製薬）が重宝します．これは，医療用にはありません．ドラッグストアかインターネットで購入します．声の出しすぎやカラオケの歌い過ぎなどで声がしわがれたり，のどに不快感があるときによく効く漢方処方です．声援が大きくないと盛り上がりませんね！　パフォーマーにも観客にもおすすめです．

　コンサートなどは近づくにつれ緊張が高まります．緊張して眠れないときには柴胡加竜骨牡蛎湯⑫をお勧めしています．いつもコンサートの前に眠れなくなる方は少し前から飲んでおきましょう．遠征の時，枕が変わると眠れないという方にもお勧めです．

　『フローチャート薬局漢方薬』で，自分に合う漢方薬を見つけて元気にツアーに参加しましょう！　（中山）

ヴァイオリン/ヴィオラ奏者の肩関節痛

葛根湯 ① ＋加味逍遙散 ㉔
（＋桃核承気湯 (61)）

肩から上肢を動かし続けるので，動きの痛みに麻黄，引っ張られる痛みに対応する葛根が入った葛根湯①，イライラ，ストレスには加味逍遙散㉔を追加して対応します．

便秘に桃核承気湯(61)を加えよう

交感神経優位，ストレス，イライラがずっと続いていると便秘傾向になります．加味逍遙散㉔にも軽い緩下作用がありますが，火照りを伴うイライラ＋頑固な便秘の訴えがあれば桃核承気湯(61)を組み合わせます．漢方薬の緩下剤としてはかなり強く，1日1包でも下痢になる方も多いので初回の量にはご注意ください．（冨澤）

チェロ・コントラバス奏者の腰痛

ファーストチョイス ━━━━━

老化を自覚 ━━━━━

下半身が冷える ━━━━━

🍶 八味地黄丸 7 の効かせどころ

　八味地黄丸 7 の適応は下半身の老化症状です．足腰が衰え動かしにくい．ついでにトイレも近くなった…腰痛にそんな自覚症状が伴っていれば処方しましょう．奏者は長時間の座り仕事．下半身の運動不足は避けられず，歳を重ねると八味地黄丸 7 を求める方が多いです．中国では40歳を過ぎれば飲み始めるとか．実は私も愛飲している処方です．（冨澤）

88002-902 JCOPY

薏苡仁湯 52 ＋桂枝茯苓丸加薏苡仁 125

一般的な腰痛の第一選択です. 筋肉痛に薏苡仁湯52＋筋肉内のうっ血に伴い溜まっている疼痛誘発物質を押し流すイメージで桂枝茯苓丸加薏苡仁125を追加します.

薏苡仁湯 52 ＋八味地黄丸 7

加齢, 特に下半身の老化現象を自覚されている方には八味地黄丸7が最適です. 附子と麻黄が入る絶妙な組み合わせになります.

五積散 63 （＋薏苡仁湯 52 少量）

とにかく冷房に弱い冷え症. 胃が弱くて, NSAIDs は苦手. 身体のあちこちを痛がる方へ.

🍶 患者を選ぶ処方, それが五積散63

五積散63ほど, 患者を選ぶ薬はないと思います. レスポンダーはやや小太り, もともと冷え症の虚弱体質. 風邪をひきやすく, 胃も弱い頭痛もち. 上半身は熱いが, 下半身は冷える. 特にスーパーの冷房の寒さが苦手な超冷え症. あちこち痛みが出やすく, 年中患っている, などです. 条件がたくさんあるのに, なぜか当てはまる人がいてこの薬を気に入ってくれます. (冨澤)

トランペット，フルート，オーボエ奏者の頭頸部の筋痛

ファーストチョイス ———

めまい，頭痛 ———

🎺 吹奏楽の味方？　四逆散㉟

　四逆散㉟は，筋のけいれんを止める芍薬甘草湯㉘に，神経系の興奮を鎮める柴胡，胃痛を緩和する枳実で構成される処方です．緊張やストレスで筋肉である横隔膜をうまく動かせなくなり，胸周囲から背部の痛みを自覚する際に効果があります．吹奏楽は横隔膜を動かすことで生まれる芸術なので相性が良いと思っています．　　　　　　　　　　　　（冨澤）

88002-902　JCOPY

>>> **葛根湯 ❶ ＋加味逍遙散 ㉔**

首〜肩こりには葛根湯❶適応ですが，吹奏楽演者は一筋縄ではいきません．張り詰めた神経を緩める作用の柴胡が入った加味逍遙散㉔を組み合わせましょう．

>>> **葛根湯 ❶ ＋苓桂朮甘湯 ㊴**
＋桂枝茯苓丸加薏苡仁 ㉕

強い空気を吹き込む楽器です．ストレスに伴って頭痛やめまいを起こしやすいので，回転性めまいの特効薬の苓桂朮甘湯㊴を合わせます．

♨ のぼせて上半身が熱い，下半身が冷える

緊張すると，顔が熱くなります．ストレスが溜まると，肩こりや首筋が痛くなります．上半身に精神的な影響が出やすいのは，経験的にもわかると思いますが，それが高じるとさらに上の症状，めまいや耳鳴りなどの感覚器の症状が出ることもあります．その代わり足は冷えることが多いので，下半身の冷えには附子を追加しましょう． （冨澤）

壮年トランペット, フルート, オーボエ奏者の肩関節周囲炎 (拘縮)

筋肉の拘縮

筋痛

🏃 肩がこるのは血の巡りが原因です

　タオルをイメージしましょう. 端々で引っ張ってピンと張ると, 緩めたときに比べて, 吸い込む水の量が減ります. 筋肉も同じ. 肩周りは腕の重みで常に引き伸ばされていて, 筋肉内の血流が悪化しやすく, 疼痛誘発物質が停滞しやすいのです. さらにストレスなどで交感神経が亢進すれば, ますます血管が締まって症状が悪化するのです. 　　　（冨澤）

葛根加朮附湯（三和）
＋加味逍遙散 ㉔

弦楽器より，さらに肩をこわばらせて楽器を演奏する管楽器は，筋肉のこわばり，拘縮を起こしやすいため，附子を入れた葛根湯❶である葛根加朮附湯を選択します．

葛根加朮附湯（三和）
＋疎経活血湯 ㉝

葛根湯❶は筋肉痛に対応します．年齢とともに血行が悪くなって，冷えて，筋肉がこわばってきたら疎経活血湯㉝を追加しましょう．

🍶 麻黄に附子を加えるのは？

　葛根加朮附湯（三和）は麻黄と附子という２種の痛み止めの生薬が含まれ，慢性的な肩こりに対応します．麻黄はいわゆる筋肉痛＝動かした後の熱っぽい痛みに，附子は血行不良に伴う痛み＝安静時の冷えてこわばる痛みに効果があります．葛根湯❶＋附子あるいは葛根湯❶＋桂枝加朮附湯⓲でもほぼ同じ効能となります．　　　　　　　　　　（冨澤）

打楽器奏者の肘筋付着部炎
（上腕顆部炎，前腕の筋痛）

食が細い

生活習慣病

冷え

🥄 慢性疼痛には外用薬のチェックを！

　打楽器奏者の腱付着部炎は，毎日の練習で繰り返される負荷が強く，一度発症すると治りにくいようです．NSAIDs の湿布で炎症を抑えてしまうと，痛みの自覚はマシになりますが，局所の血流が低下するため，かえって治癒が遅れる可能性があります．湿布は使わないか短時間の使用にとどめることが肝要です．
（冨澤）

88002-902 JCOPY

>>> **葛根湯 ❶ ＋十全大補湯 ㊽**

痛みには葛根湯❶です．食が細いと身体は治りません．
胃腸機能を上げてタンパク摂取を増やし，組織を再構
築するイメージで十全大補湯㊽を加えます．

>>> **葛根湯 ❶ ＋疎経活血湯 ㊸**

疎経活血湯㊸は四物湯㋛含有生薬以外にも多数の生薬
を含み，身体全体に血行不良を起こしている方向けの
処方です．

>>> **葛根湯 ❶ ＋附子**

常に冷えて固まる症状には，附子を追加．附子を含む
桂枝加朮附湯⓲で代用可能です．演奏中に痛みが激し
くなる場合，麻杏薏甘湯㊲を追加．

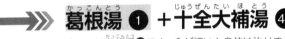

十全大補湯㊽≒胃薬＋四物湯㋛

なかなか治らない場所は血行が悪そうです．東洋医学的に
血虚とされる病態で，四物湯㋛が代表的な処方になります．
当帰の効果で血行再建，組織の修復を促します．しかし胃腸
が弱ければ栄養を吸収できず，組織を再建するための材料が
不足してしまいます．四物湯㋛に胃薬（四君子湯㋕）をプラ
スした十全大補湯㊽のコンセプトが理解できます．　（冨澤）

打楽器奏者の手根管症候群

ファーストチョイス

**慢性化の要因に
生活習慣病がある**

🐧 五苓散⑰のイメージ

　五苓散⑰は，脳外科領域では，硬膜下血腫の症例で多く使用され，手術例が減ったことで有名です．頭蓋内という閉鎖空間で神経細胞の浮腫を改善させるイメージです．それであれば末梢神経の浮腫もとることができるのではないのかと類推して，絞扼性末梢神経障害（狭いトンネルで神経が圧迫される病態）にも応用しています．　　　　　　　（冨澤）

88002-902 JCOPY

>>> **葛根湯 ❶ ＋柴苓湯 ⓬**
＋桂枝茯苓丸加薏苡仁 ⓭

ピリピリという神経痛の訴えが強い時に使います. 炎症性の浮腫を改善させる柴苓湯⓬を中心に処方を組み立てます.

>>> **葛根湯 ❶ ＋五苓散 ⓱**
＋疎経活血湯 ⓮

糖尿病などの血行障害, 神経障害を慢性化させる持病をもっている時は, 浮腫をとる五苓散⓱に, 疎経活血湯⓮で血流改善を促します.

🏃 柴苓湯⓬のイメージ

柴苓湯⓬は五苓散⓱＋小柴胡湯❾の組み合わせ処方です. 小柴胡湯❾は抗炎症作用があると考えられており, 呼吸器感染の亜急性期などに用いられます. 柴胡という生薬には神経の興奮を鎮める作用もあります. ピリピリ, ジンジンで神経症状が強い時には五苓散⓱より柴苓湯⓬を選びます. 薬価が高いので, 長期処方時は五苓散⓱をおすすめします. (冨澤)

打楽器奏者の手関節炎
（慢性）

| ファーストチョイス |

| 生活習慣病の
ある方に |

| 症状増悪時 |

麻黄剤の使い分け❶

　麻黄は炎症性の疼痛を抑えます．越婢加朮湯❷と薏苡仁湯
❺はともに麻黄を含む処方で痛み止めですが，含まれる生薬
によって使用時期を変更します．越婢加朮湯❷は麻黄に石膏
（熱冷まし）と蒼朮（水を抜く作用）の生薬が加わり，急性炎
症を対応する処方です．慢性期には急性増悪の際に追加で処
方しましょう．　　　　　　　　　　　　　　　　　（冨澤）

88002-902 JCOPY

Dr.T

薏苡仁湯 52 ＋桂枝茯苓丸加薏苡仁 125

慢性化して動かすたびに痛むようになった関節周囲の炎症には，当帰の入った薏苡仁湯52を使います．うっ血をとる桂枝茯苓丸加薏苡仁125と合わせます．

薏苡仁湯 52 ＋疎経活血湯 53（腫脹時＋越婢加朮湯 28）

糖尿病や，持病はなくてもメタボで食生活が悪いと思われる方へ．風呂で温めると楽になる時は選択肢に入れてください．

薏苡仁湯 52 ＋越婢加朮湯 28

慢性に経過していても，場合によって炎症が強く出てしまうことがあります．その時に追加で頓服してもらうと便利です．

麻黄剤の使い分け②

薏苡仁湯52の麻黄の量は越婢加朮湯28より少なく，熱冷ましの石膏を含みません．その代わり，当帰（血管再建）が含まれることで，炎症がありつつも組織の修復を促す，慢性期に適した処方です．火事で喩えるなら，越婢加朮湯28は大きな火事の時の消防団，薏苡仁湯52はボヤ程度を消火し周りの家を片付けている自警団のイメージですね．（富澤）

指揮者の肩こり

ファーストチョイス

華奢, 熱感が強いタイプ

さらに別の 症状もある

🍵 神経症的な肩こりには柴胡剤を

仕事中ずっと腕を上げていれば誰でも肩が張ってしまいます. そこに多数の人を動かし, 全体の責任を取るという圧倒的なストレスが加わるため, 指揮者の肩こりは頑固です. 漢方薬の精神安定剤ともいえる柴胡が入った処方を合わせましょう. 加味逍遙散㉔や大柴胡湯❽との組み合わせが多くなります. 　　　　　　　　　　　　　　　　　　　　　　　　　　　（冨澤）

葛根湯 ❶
　　＋桂枝茯苓丸加薏苡仁 ⓻
　　＋大柴胡湯 ❽

通常の肩こりセット葛根湯❶＋桂枝茯苓丸加薏苡仁⓻では効かない方に.

葛根湯 ❶ **＋加味逍遙散** ㉔
　　＋黄連解毒湯 ⓯

更年期症状のような，イライラと熱感の強さがある場合に．黄連解毒湯⓯は熱冷ましです.

葛根湯 ❶ **＋釣藤散** ㊼
　　＋大柴胡湯 ❽

肩こりだけでなく，血圧が上がって頭痛がする，ふらつき，めまいも自覚される場合に釣藤散㊼を追加.

頑固な肩こりの例

　ある指揮者の方が「とにかく肩こりでイライラする」と訴え，上記第一選択を処方．軽快してしばらく来院なし．あるとき再び「肩こりに頭痛とめまいも加わってきた．内科では問題ないと言われた」と再診．上記３番目のセットを処方でまた寛解．ちなみに漢方薬単独ではなく初期はトラマドールなども併用しないと対応不可能でした． （冨澤）

声楽家の喉のイガイガ

ファーストチョイス

体力が落ちている

神経質・喉が気になる場合

🍵 喉の症状は漢方が得意

　整形外科医なのに，診察中に喉の症状を言われると嬉しくなって，漢方薬を処方しています．もちろん耳鼻科に相談するようにお伝えしています．ただし，気道粘膜を潤すということにかけては，漢方薬が最も効果的です．その後，耳鼻科で西洋薬を処方されたとしても，やっぱり漢方薬がよいと言われます．次回もまた欲しがられることが多いです．（冨澤）

88002-902 JCOPY

麦門冬湯 ㉙

空咳の改善薬です．喉が乾燥してイガイガする場合は，この処方が喉に潤いをもたらしてくれます．

滋陰降火湯 ㉝

ファーストチョイスが無効，さらに喉や口腔内の乾燥が強い時にはこちらを．組織を修復する要素が強くなります．

滋陰至宝湯 ㉜

喉の訴えが慢性化しており，神経症的になっている印象があればこちらに変更してみましょう．

🎵 麦門冬で合格

　麦門冬湯㉙，滋陰降火湯㉝，滋陰至宝湯㉜には麦門冬が含まれています．麦門冬はビルの谷間にも生えているチアリーダーのポンポンを逆さにしたような植物です．喉のイガイガ症状で困っている声楽科の受験生に麦門冬湯㉙を出して，なんと2年連続して東京藝術大学に合格しました．本人達も魔法の薬だと言っていましたよ．　　　　　　　　　　（新見）

声楽家の胸背部痛

ファーストチョイス ━━━━

肩・首回りにも
放散する痛みに ━━━━

🔷 胸背部痛はほぼストレス性?!

　四逆散㉟が合う人は，昔から緊張しやすく，便秘と下痢を繰り返しやすいというのも1つの特徴です．四逆とは，手足の末端が冷たくなる＝現代的には交感神経が優位の状態を表しています．ストレスで深呼吸ができなくなる＝横隔膜の動きが悪くなることに連動して背中が丸まり，背筋こわばって，痛みを出すのだと推測しています．　　　　　　（冨澤）

88002-902 JCOPY

四逆散 ㉟

知らず知らずのうちにストレスで深呼吸ができなくなって背中が丸まり，常に背筋が張ってつらい状態を緩和させるイメージです．

四逆散 ㉟ ＋葛根湯 ❶

筋肉のこわばる範囲が肩甲骨を超えて，肩首にまで及ぶ時に処方します．

🔲 四逆散㉟の合う方は良い人！

　四逆散㉟が合う人はとても良い人が多い印象です．穏やかで従順，予約時間にきっちり来院され，外来でいくら待たされても文句１つ言いません．嫌なことを自分の中にため込むから，身体に症状が現れるまで，ストレスがあることに気がつかない方もいます．職場や地位が変わったときに痛みが出やすいので，社会的な環境もチェックしましょう．　（冨澤）

　師匠の松田邦夫先生は長く高松宮殿下と高松宮妃殿下の主治医をなさっておられました．そんな貴い方を診る時の心得を教えて頂く機会に恵まれました．松田邦夫先生の教えは，「普段通りの診療をやりなさい．特別治そうとちからコブが入ると失敗する！」というものでした．そして，僕も松田邦夫先生の教えの通りに診療を行って，ほぼほぼ上手く行っています．

　長く医者をやっていると，ちょっと面倒な患者さんを診療することに遭遇します．世の中で面が割れている人です．多くの人が知っている人ということです．スポーツ選手，タレントさん，俳優さん，芸術家，政治家などなどです．

　普段着で来院されて，帽子やサングラスなどで風貌を隠さなくても，まったく一般人に溶け込む人もいます．しかし，目立つ人は本当に目立つのです．

　そんな目立つ人の場合に大切になるのは，病院で周囲の人からどうやって隔離するかです．僕は外来開始の前に来て頂くか，または外来終了後に時間を設けるなどの工夫をしていました．また，自分が外来ではない日に，特別な場所を設定して，診療を行うなどです．彼女や彼らを特別扱いするのではなく，他の患者さんとのトラブルを避けるためです．

　そんな気配りも必要になることがあります．漢方薬だけの診療であれば，特別な検査器具や採血などが不要ですから，先方に往診するのも適切な対応と思っています．医者人生も長くなると，そんな診療も少なからず行うようになりました．　　　　　　　　（新見）

88002-902

舞台俳優の
「台本が覚えられない」

加味帰脾湯 137
（かみきひとう）

遠志が大切な生薬です．遠志は帰脾湯65，人参養栄湯108に
も含まれますので，それらで代用可能です．

遠志がどこまで有効か？

遠志は第3類医薬品として薬局で販売されています．物忘
れに有効とされています．そんな話をしながら俳優さんに遠
志含有漢方薬を処方するのです．僕の経験からは，「これを飲
むと台本覚えられるよ！」と励ますことで，本人が勇気づけ
られている感じです．そして結構上手く行ってますよ．3種
類とも参耆剤なので疲れも取れますから！　　　　　　（新見）

舞台俳優の
胸のつかえ・声の詰まり

ファーストチョイス

効果不十分

胃腸を壊しやすい

🍶 生薬の力を知ると漢方薬が楽しい！

　小半夏加茯苓湯㉑に蘇葉と厚朴を加えたものが半夏厚朴湯⑯です．ですから，胸がつかえる・声が詰まるという症状に有効な生薬は蘇葉と厚朴だと推測できます．また，小柴胡湯⑨と四逆散㉟は柴胡を含みます．柴胡には精神的な諸症状を改善する作用があります．すると，四逆散㉟ or 大柴胡湯⑧＋半夏厚朴湯⑯なども OK になりますね．　　　　　（新見）

88002-902 JCOPY

半夏厚朴湯 ⑯

喉がつかえるといえばこの薬です．神経質で繊細な（特に問診票にびっしり書かれる）方に効果的です．副作用も出にくくいので，まずはとりあえずのお試しに．

柴朴湯 ⑯

半夏厚朴湯⑯に小柴胡湯❾を合わせた処方です．半夏厚朴湯⑯単独で効果がみられない場合，少しイライラが強い場合に追加しましょう．

四逆散 ㉟

ストレスによって深呼吸がしにくくなっている時に，横隔膜の動きが悪くなると胸背部痛，心窩部痛，声が出しにくい，と訴えることがあります．

整形外科に来るときは…

胸部のつかえで，内科疾患が除外されたのちの胸背部痛として紹介されます．画像検査では特に異常なく，ほぼ筋肉由来の痛みであり心配ありません．西洋医学的にはただ帰されますが，東洋医学的にはストレス性の筋痛ですので四逆散㉟決めうちです．胸部つかえ感を合併していれば半夏厚朴湯⑯を追加します． （冨澤）

伝統芸能の頚椎症（変形性頚椎症・上肢しびれ）

上肢の症状の増悪時

頚部の冷えこわばり
と上肢のしびれ

🍶 変形はなぜ起きる？

　骨棘を認め，変形した関節は可動域が狭まります．私見ですが，その変形が起きる前に，関節を支える筋肉量の減少があったはずです．結果として不安定になった関節を補強するために骨棘が作られたと考えた方が理にかなっています．筋肉が減るのは，栄養や血行不良が原因です．慢性期に当帰入りの処方を加える意味はここにあります．　　　　（冨澤）

伝統芸術は中高年が多いです

葛根加朮附湯（三和）
＋柴苓湯 ⑭

頚椎症は慢性化します．上肢の痛みが再燃しやすい場合に使います．麻黄と附子に，柴胡が入り頑固な痛みに対応します．

葛根加朮附湯（三和）
＋桂枝加朮附湯 ⑱
＋疎経活血湯 ㊾

首の周りの筋肉は硬く張って常に痛み，上肢には冷えを伴う慢性の神経痛を伴う場合に使います．

慢性期

🕯 ガチガチの方

伝統舞台芸能で一番印象に残っているのが，和楽器演奏者です．ずっとしゃがんで演奏するので，首，肩，腰はもちろん，膝から足首までガチガチにこわばって痛みと戦っています．毎日強いマッサージをした結果，象のように硬い皮膚となって，トリガーポイント注射の効果も漢方薬と西洋薬も効かせられず，悔しい思いをしました．　　　　　（冨澤）

伝統芸能の
変形性腰椎症による腰痛

中年期の
ファーストチョイス

画像で脊椎の変形が
出ていれば

糖尿病などの持病

🍵 変形の進み方

　人間の身体は筋肉で支えられています．筋肉は関節の運動
と安定化に寄与します．筋肉が落ちてしまうと，身体はその
分関節を太くして安定化させようとします．脊椎でそれが起
こると，出っ張った骨が神経に干渉して，しびれや麻痺の原
因となります．その患者さんがどのステージなのかを考慮し
て，処方を使い分ける必要があります．　　　　　（冨澤）

88002-902 JCOPY

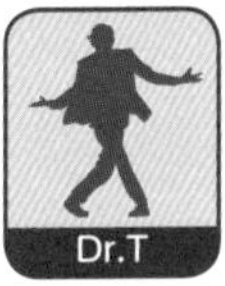

薏苡仁湯 (52) ＋桂枝茯苓丸加薏苡仁 (125)

中年期の慢性腰痛，筋肉・関節由来の痛みに対する王道の組み合わせです．

薏苡仁湯 (52) ＋治打撲一方 (89)

治打撲一方(89)は骨の打撲の処方です．画像上，椎体の骨同士がぶつかる場所，骨挫傷が疑われる所見があればこの組み合わせです．

八味地黄丸 ⑦ ＋疎経活血湯 (53)

血行不良を引き起こす糖尿病などの持病がある方に．体幹や下半身の老化の諸症状がかぶってきます．

最強の組み合わせ

八味地黄丸⑦は，体感や下半身の老化症状，加齢で低下する機能障害を改善させるイメージです．一方，疎経活血湯(53)は，糖尿病などの生活習慣病による末梢の血行障害によって弱体化した筋肉や関節の補修，再建を促す処方のイメージです．機能面とインフラ面のどちらにも対抗できるよい処方セットだと考えています．（冨澤）

伝統芸能の腰部脊柱管狭窄症（下肢のしびれ）

ファーストチョイス

老化＋局所の痛み

老化＋生活習慣病による血行障害

🍶 腰部脊柱管狭窄の症状は八味地黄丸❼で

　東洋医学的に八味地黄丸❼の適応する病態は，腰部および下肢の脱力感・冷え・しびれ，排尿異常など整形外科医が普段よく遭遇する腰部脊柱管狭窄症の症状と一致します．X線で大きな異常がなければ，老化ですねの一言で帰されます．症状が重く，むくみの訴えが強い印象があれば八味地黄丸❼の兄弟薬である牛車腎気丸⓻もおすすめです． （冨澤）

88002-902 JCOPY

八味地黄丸 ⑦
はちみじおうがん

言わずと知れた下半身の老化の第一選択です．最初は
自覚症状だけで処方してかまいません．整形外科的に
はほぼ腰部脊柱管狭窄症の症状に対応します．

八味地黄丸 ⑦ ＋薏苡仁湯 ㊵
はちみじおうがん　　　　　よくいにんとう

歩きにくさやしびれ，こわばりなどの老化症状に，坐
骨神経痛や関節痛のような局所の痛みが合併した時に
セットで処方しましょう．

八味地黄丸 ⑦ ＋疎経活血湯 ㊾
はちみじおうがん　　　　　そけいかっけつとう

糖尿病が長い場合や，脳・心など動脈の閉塞疾患の既
往がある場合に付け足します．特に冷えが強く，風呂
で楽になると言う方にぴったりです．

🕯 身体が硬くなる自覚で処方

　加齢とともに日常のふとしたときに感じる「下半身を自分
の思い通りに動かせない」感覚が，八味地黄丸⑦の処方開始
と考えます．特に座り仕事の方は若くても腰痛もちが多いで
すが，八味地黄丸⑦で寛解することも多いです．また，八味
地黄丸⑦を手元に置いておかしいと思った時に服用すれば，
痛むことなくパフォーマンスも落ちませんね．　　　（冨澤）

伝統芸能の
変形性膝関節症

中高年の
ファーストチョイス

胃もたれ冷え

肥満・食べ過ぎ

食と関節痛：五積散❻❸の合う方

　小太りで一見お元気そうな中高年女性というのがポイント. 問診すると, 胃が弱くてタンパク質がほぼ摂れない. 頭痛と腰痛もちで四肢関節もあちこち痛い. 冷房は苦手. 足は冷えるのに上半身は熱い…と愁訴多数. 五積散（ごしゃくさん）❻❸は多数の生薬で胃腸を整えつつ, 普通なら胃もたれして飲めないであろう麻黄を少量入れて, 痛みに対応するようです. 　　　（冨澤）

>>>

薏苡仁湯 52 ＋八味地黄丸 7

40歳を過ぎて老化を自覚している場合は，八味地黄丸7を考慮します．冷えて拘縮の痛み止めである附子を含みます．

>>>

五積散 63

昔から胃腸が弱く，身体が弱い．冷房やスーパー内の寒さで急に痛みが出るほど冷えに弱い方の処方です．少量の麻黄を含みます．

>>>

防風通聖散 62

肥満の薬として有名ですが，少量の麻黄を含むため，意外と関節痛にも効果があるんです．

🍴 食と関節痛；防風通聖散62の意外な効果

　整形外科には痛風発作で初診され，そのまま尿酸降下薬の処方でフォローをしている方が多いのですがメタボの方には食事指導と防風通聖散62を併用して，いつの間にか膝痛がなくなったと感謝されることがあります．防風通聖散62は生薬の総数が多いものの，痛み止めである麻黄の量は少ないので，体質を変えて痛みを改善させているイメージです．　　　（冨澤）

伝統芸能の足底腱膜炎

ファーストチョイス ━━━━━

生活習慣病あり ━━━━━

🕯 漢方薬の恩恵を感じる疾患

　足底腱膜炎は，西洋医学的にはなかなか治りにくい疾患で
した．場所的に湿布も貼りにくい，冷える方には NSAIDs も
効かない…，ひたすら足の裏を伸ばすストレッチの指導しか
ありませんでした．今は漢方薬を出しておくだけで，勝手に
良くなってくれることがほとんどです．もちろん，日々のタ
ンパク質摂取量の指導も必須です．　　　　　　　　（冨澤）

88002-902 JCOPY

薏苡仁湯 52
＋桂枝茯苓丸加薏苡仁 125

この組み合わせは鉄板です．特に肥満気味，ガッチリ体型の方だと薏苡仁湯52だけではかなり効果が弱いです．

薏苡仁湯 52
＋疎経活血湯 53

生活習慣病で脳梗塞や心筋梗塞など動脈が詰まった既往がある方に処方します．「年々足腰が冷えてきて風呂で楽」といえばこのセット．冷えが強ければ附子を追加しましょう．

🦶 予防は土踏まずを意識！

ペンギンのようにベタベタと踵重心で歩いていませんか？足の裏の筋肉が落ちて，土踏まずのアーチが緩んでくると足底腱膜が引き伸ばされて痛みが出ます．足の指を使わない癖がつくと筋肉が落ちてしまいます．常に足の指に体重をかけて立っているか，つま先で地面を蹴って歩けているか，チェックしましょう．膝の痛みにも効果があります．（冨澤）

伝統芸能の強剛母趾

中年以降

やせ型・冷え症

疼痛時

🦶 強剛母趾とは

　足の親指の付け根に起きる変形性関節症の1つです．女性の場合，靴のヒールなどで繰り返し圧迫される刺激が原因でしょう．母趾を反らすと激痛を生じます．バレエダンサーに多く，母趾を伸ばしたまま体重をかけることが困難になります．日本古来の格闘家やすり足を必要とする伝統芸能の方にも多い印象です．　　　　　　　　　　　　　　　　（冨澤）

88002-902 JCOPY

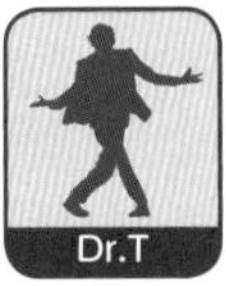

薏苡仁湯 (52) ＋疎経活血湯 (53)

薏苡仁湯(52)は動作時痛に対応する麻黄剤です．疎経活血湯(53)を加えて，慢性的な血行障害を改善させ，痛みを緩和します．

薏苡仁湯 (52) ＋当帰四逆加呉茱萸生姜湯 ㊳

若年者，特にバレエダンサー向けの処方です．

薏苡仁湯 (52) ＋越婢加朮湯 ㉘

腫れて激痛がある場合，強い炎症抗炎症薬である越婢加朮湯㉘を追加しましょう．

保存加療？　手術療法？

保存的治療では理学療法が重要です．母趾にかかる過剰な力が大きな原因ですが，足先だけの問題ではなく，体全体のバランスを見てフォームや歩き方の修正が必要となります．演技に支障をきたす場合や拘縮が強い場合には，手術も選択肢になります．その場合は経験豊富な足の外科医を受診しましょう．

（冨澤）

　相当前に僕が経験したお話です．イタリア人のオペラ歌手の来日公演での出来事です．約1ヵ月にわたる新国立劇場での公演でしたが，疲労の蓄積とストレス過多で公演が続けられそうにないと往診を頼まれました．新宿の高級ホテルのスイートルームを訪ねて診察しました．そして補中益気湯❹を処方しました．今なら，加味帰脾湯❼を処方していると思います．自分が好きな漢方薬は実は変遷します．当時は参耆剤では補中益気湯❹がなんだか気に入っていたのです．最近は参耆剤の中では加味帰脾湯❼が超お気に入りです．

　数日後，連絡があり，補中益気湯❹が飲めないと言うのです．そして皮膚の過敏症のようなものが出ていると訴えます．そこで香蘇散❼を試してもらいました．すると，この漢方薬を超気に入ってもらって，そして千秋楽まで新国立劇場の舞台での主役を継続できました．香蘇散❼をたくさん持参して，イタリアに帰国しました．千秋楽の舞台には素晴らしい席を御用意頂き，久しぶりに家内と一緒にイタリアオペラを特等席で堪能しました．

　欧米人に漢方薬を処方する時は，少ない量から始めたほうが安全だと昔，ある人から教えてもらいました．中国や韓国の方は生薬や漢方薬に子どもの頃から暴露されているので，たくさんの量を内服できるが，生薬や漢方薬に慣れていない欧米人には投与量は控えたほうが安全です．そんなことを再確認させられた，ちょっと苦い思い出です．でもそのソプラノ歌手からは超感謝され，よい思い出を頂きました．　　　（新見）

あとがき

　僕は現在，ここ東京藝術大学の保健管理センターで，精神科専門医として美術と音楽に携わる大学生，大学院生，留学生の診療を行っています．毎回30分という十分な診察時間を取って，大学の予算で購入できるいくつかの向精神薬といくつかの漢方薬を使いながら，主に対話によって彼女ら彼らのメンタルヘルスをより良い状態に持っていけるように日々格闘しています．

　ここでは「とりあえずこの薬を出しておきましょう」「良くならないなら薬を変えてみましょう」などのようなガイドライン的な治療法は通用しませんし，これまでの臨床経験があまり参考にならないような新しい病態や，ややこしい状況にしばしば遭遇します．そうした場合には，初心に戻って，彼女ら彼らが何を考え，何を感じ，どのような人間関係を持ちながら生活を送り，どんな芸術活動に打ち込んでいるのか，について丁寧に聴き取り，心を寄せることから始めています．医療とは現場にあわせて「基礎」からやり直すことが大切なんだなと再認識させられました．

　やはり精神科診療は傾聴と共感からなる「対話」が基本となります．芸術に関してはまるで素人の僕だからこそ，彼女ら彼らの悩み事や困り事に対していろんな質問をぶつけることができますし，そこから解決の道を一緒に探っていくことができるのです．これからは，マニュアルやガイドラインを作成するような標準化した医療を行う時代から，患者さん1人1人に合わせたオーダーメイドの医療を行う時代に変わっていくのではないかという予感がしています．いや，僕がど

うにかして時代を変えていかなければならぬと密かに決意を固めたところでした．そして，整形外科の領域でも，近いうちにきっとオーダーメイドの診療スタイルが優勢になってくるのではないでしょうか．

　ということで，というわけでもありませんが，藝大生たちの個性的な訴えに対して漢方薬が有効な場合がまれならずあり，本書の「芸術家メンタル！」の執筆を担当させていただく運びになりました．具体的な漢方薬処方については該当ページを読んでいただくとして，わずかな紙面をお借りして，先生方にフローチャートを活用していただくための「秘訣」をいくつか紹介しようと思います．

　まず大切なのが，患者さんの不定愁訴のなかからコアとなる訴えを取り出すことです．簡単にできるのは，「何が改善したら一番楽になりますか？」という質問でしょう．この質問を使うことによって患者さんの協力と治療参加を求めることができます．

　次に大切なのが，いつもポジティブな診療となるように工夫をすることです．これは釈迦に説法かもしれませんね．医師になってもスポーツを続けたり，仲間を大事にする外科系のノリがあったりしてヘルシーでさわやかなのが，整形外科の先生方のイメージです．かつての精神科医のイメージとは大違い．僕は，明るい声や雰囲気と対話のやり方によって診療をポジティブに変えられると信じています．例えば，先ほどの，訴えのコアを聴取する場面で，ついでに「楽になったら何をしたいですか？」と聴いておき，しばらくして「最近○○はやれていますか？」とつないでいくのです．未来について話題にすることで，患者さんは前を向いて治療に取り組むようになっていきます．

88002-902

それから，事前に患者さんに薬の効果と副作用を説明し，患者さんにどれがよいのかを選択，決定してもらうことが大切です．これは，共同意思決定（Shared Decision Making：SDM）といって，パターナリスティックな診療を改めるために工夫されたテクニックになります．医師が一方的に処方を決めるのではなく，患者さんがきちんとした情報提供のもと，処方内容について医師と話し合いながら治療方針を決めていきます．僕は，SDMのテクニックを応用して，患者さんと一緒に本書のフローチャートを見ながら漢方薬を決定してもよいと思っています．ちなみに，パンフレットを用いて診療を行ったほうが患者さんの安心感が得られ，治療効果が高かったという精神科診療のエビデンスが出ていますので，このテクニックの有用性は保証済みです．

　最後に，今回の出版にまつわるエピソードで終わりにしましょう．とある学会場で新見先生と僕とを引き合わせてくれたのは，精神科関連の学会誌の編集業務でお世話になっていた新興医学出版社の林峰子社長でした．この場をお借りして感謝の気持ちを述べたいと思います．日本においてEBMを補完するモダンカンポウの実践と普及活動にかかわる貴重なご縁をくださいまして，本当にありがとうございました．これからも引き続き，精神科臨床で精進いたします．どうぞよろしくお願いします．

2024年4月

田中伸一郎

参考文献

Dr. T こと, 冨澤英明, 田中伸一郎, 新見正則 ……………………

1) 松田邦夫, 稲木一元：臨床医のための漢方［基礎編］. カレントテラピー, 1987
2) 大塚敬節：大塚敬節著作集　第1巻～第8巻　別冊. 春陽堂, 1980-1982
3) 大塚敬節, 矢数道明, 清水藤太郎：漢方診療医典. 南山堂, 1969
4) 大塚敬節：症候による漢方治療の実際. 南山堂, 1963
5) 稲木一元, 松田邦夫：ファーストチョイスの漢方薬. 南山堂, 2006
6) 大塚敬節：漢方の特質. 創元社, 1971
7) 大塚敬節：漢方と民間薬百科. 主婦の友社, 1966
8) 大塚敬節：東洋医学とともに. 創元社, 1960
9) 大塚敬節：漢方ひとすじ―五十年の治療体験から―. 日本経済新聞社, 1976
10) 松田邦夫：症例による漢方治療の実際. 創元社, 1992
11) 日本医師会編：漢方治療のABC. 日本医師会雑誌臨増108 (5), 1992
12) 大塚敬節：歌集杏林集. 香蘭詩社, 1940
13) 三潴忠道：はじめての漢方診療十五話. 医学書院, 2005
14) 花輪壽彦：漢方診療のレッスン. 金原出版, 1995
15) 松田邦夫：巻頭言：私の漢方治療. 漢方と最新治療13 (1)：2-4, 世論時報社, 2004
16) 松田邦夫, 稲木一元：漢方治療のファーストステップ改訂第二版. 南山堂, 2011
17) 清水藤太郎：薬局の漢方. 南山堂, 1963
18) 新見正則：本当に明日から使える漢方薬. 新興医学出版社, 2010
19) 新見正則：西洋医がすすめる漢方. 新潮社, 2010
20) 新見正則：プライマリケアのための血管疾患のはなし漢方診療も含めて. メディカルレビュー社, 2010

21）新見正則：フローチャート漢方薬治療．新興医学出版社，2011

22）新見正則：じゃあ，死にますか？ ―リラックス外来トーク術―．新興医学出版社，2011

23）新見正則：簡単モダン・カンポウ．新興医学出版社，2011

24）新見正則：じゃぁ，そろそろ運動しませんか？ 新興医学出版社，2011

25）新見正則：iPhone アプリ「フローチャート漢方薬治療」

26）新見正則：じゃぁ，そろそろ減量しませんか？ 新興医学出版社，2012

27）新見正則：鉄則モダン・カンポウ．新興医学出版社，2012

28）松田邦夫・新見正則：西洋医を志す君たちに贈る漢方講義．新興医学出版社，2012

29）新見正則：症例モダン・カンポウ．新興医学出版社，2012
　　新見正則：飛訳モダン・カンポウ．新興医学出版社，2013

30）新見正則：患者必読医者の僕がやっとわかったこと．朝日新聞出版，2014

31）新見正則：フローチャート漢方薬治療2．新興医学出版社，2014

32）新見正則：3秒でわかる漢方ルール．新興医学出版社，2014

33）新見正則，樫尾明彦：スーパー★ジェネラリストに必要なモダン・カンポウ．新興医学出版社，2014

34）新見正則：実践ちょいたし漢方．日本医事新報4683(1)，2014

35）新見正則：患者さんのためのフローチャート漢方薬．新興医学出版社，2015

36）新見正則：実践3秒ルール128漢方処方分析．新興医学出版社，2016

37）新見正則，樫尾明彦：モダン・カンポウ上達チェックリスト．新興医学出版社，2016

38）新見正則：サクサク読める漢方ビギナー処方ドリル．新興医学出版社，2016

39）新見正則：ボケずに元気に80歳！一名医が明かすその秘訣．新潮文庫，2017

40）新見正則：論文からひもとく外科漢方．日本医事新報社，2017

41）新見正則：メディカルヨガ―誰でもできる基本のポーズ．新

興医学出版社，2017

42）新見正則：フローチャートこども漢方薬—びっくり・おいしい飲ませ方—．新興医学出版社，2017

43）新見正則：フローチャートがん漢方薬—サポート医療・副作用軽減・緩和に—．新興医学出版社，2017

44）新見正則：イグノーベル的バランス思考—極・健康力—．新興医学出版社，2017

45）新見正則：フローチャート高齢者漢方薬—フレイルこそ漢方のターゲット—．新興医学出版社，2017

46）新見正則，千福貞博，坂﨑弘美：漢方♥外来ナンパ術．新興医学出版社，2017

47）新見正則，チータム倫代：フローチャート皮膚科漢方薬—いつもの治療にプラスするだけ—．新興医学出版社，2018

48）新見正則，古郡規雄：フローチャートメンタル漢方薬—臨床精神薬理学の第一人者が教えます！—新興医学出版社，2019

49）新見正則，千福貞博，坂﨑弘美：漢方♥外来—先生，儲かりまっか？．新興医学出版社，2019

50）新見正則，鈴木美香：フローチャート女性漢方薬—とくに女性には効果バツグン！—新興医学出版社，2019

51）新見正則，棚田大輔：フローチャートいたみ漢方薬—ペインと緩和にさらなる一手—．新興医学出版社，2019

52）新見正則，千福貞博，坂﨑弘美：スターのプレゼン 極意を伝授！．新興医学出版社，2020

53）新見正則，中永士師明：フローチャート救急漢方薬—リアル救急でも使える！—．新興医学出版社，2020

54）新見正則，中山今日子：フローチャート薬局漢方薬—薬剤師・登録販売者専用—．新興医学出版社，2020

55）新見正則：コロナで死ぬな！開業医．新興医学出版社，2020

56）新見正則：抗がんエビデンスを得た生薬ファイア．新興医学出版社，2021

57）髙尾昌樹監修，新見正則・和田健太朗著：フローチャートコロナ後遺症漢方薬—あなたも今日から診療できる！—．新興医学出版社，2022

58) 新見正則, 田村朋子：フローチャート糖尿病漢方薬―漢方でインスリンはでません！―. 新興医学出版社, 2022

59) 新見正則, 和田健太朗：フローチャート慢性腎臓病漢方薬―CKD の多彩な症状や訴えに！―. 新興医学出版社, 2022

60) 武藤芳照監修, 新見正則, 冨澤英明著：フローチャート整形外科漢方薬―西洋医学にプラスするだけ―. 新興医学出版社, 2023

61) 中村　純監修, 新見正則, 三上　修著：フローチャート産業医漢方薬―主治医の邪魔はしません―. 新興医学出版社, 2023

62) 新見正則：しあわせの見つけ方―予測不能な時代を生きる愛しき娘に贈る書簡 32 通―. 新興医学出版社, 2023

63) 土倉潤一郎, 新見正則：フローチャート在宅医療漢方薬―選ばれるクリニックになるために―. 新興医学出版社, 2024

索　引

【著者略歴】

Dr. T こと，冨澤　英明　Hideaki Tomizawa, MD

2003 年	福井大学（旧・福井医科大学）卒業
2004 年	大阪大学整形外科医局入局，その後関連病院で研鑽
2016 年	東京蒲田病院整形外科部長

専　門　整形外科．枠組みにとらわれず，古今東西を通じて整形外科に使える治療ハックを探求．手術にも薬にもこだわるオーダーメード診療を実践しています．患者からも医療者からも時間を奪わない＝トラブらない治療を追求．

田中　伸一郎　Shinichiro Tanaka, MD, PhD, CPP

2000 年	東京大学医学部卒業
2004 年～2015 年	杏林大学医学部精神神経科学教室
2019 年	獨協医科大学埼玉医療センターこころの診療科
2022 年	東京藝術大学保健管理センター

専　門　精神科，小学生から大人までのメンタルヘルスに対応．精神病理学，パトグラフィ（病跡学）を学び，最近はポジティブ心理学・精神医学，サルトグラフィに目覚める．

新見　正則　Masanori Niimi, MD, DPhil, FACS

1985 年	慶應義塾大学医学部卒業
1993 年～1998 年	英国オックスフォード大学医学部博士課程留学
	移植免疫学で Doctor of Philosophy（DPhil）取得
2002 年	帝京大学医学部博士課程指導教授（外科学，移植免疫学，東洋医学）
2013 年	イグノーベル医学賞

専　門　消化器外科，血管外科，移植免疫学，労働衛生コンサルタント，日本スポーツ協会公認スポーツドクター．
漢方医学は松田邦夫先生（東大 S29 年卒）に学ぶ．

ⓒ2024　　　　　　　　　　　　　　　　　　　　　　第 1 版発行　2024 年 6 月 25 日

フローチャート芸術医学漢方薬
実はほとんど整形外科！　　　　　　　　　　　（定価はカバーに表示してあります）

イラスト　高野綾美　　　　　　　　著者　冨澤英明・田中伸一郎・新見正則

検　印
省　略

発行者　　　　　　　林　　　峰　子

発行所　　　株式会社 新興医学出版社
〒113-0033　東京都文京区本郷6丁目26番8号
電話　03（3816）2853　　FAX　03（3816）2895

印刷　三報社印刷株式会社　　　ISBN978-4-88002-902-3　　　郵便振替　00120-8-191625